医療の手話シリーズ ③

手話で必見！医療のすべて
〈特定健康診査・特定保健指導編〉

●財団法人全日本ろうあ連盟出版局●

もくじ

- はじめに ････････････････････････････････････ 3
- この本の使い方 ･･････････････････････････････ 4
- この本の見方 ････････････････････････････････ 6
- 特定健康診査・特定保健指導について ･･････････ 7
- 生活習慣病予防のための標語 ･･････････････････ 9
  - 1に運動 ･････････････････････････････････ 11
  - 2に食事 ･････････････････････････････････ 23
  - しっかり禁煙 ･････････････････････････････ 41
  - 最後にクスリ ･････････････････････････････ 53
- 特定健康診査・特定保健指導の要点 ･･････････ 61
  - 特定健康診査・特定保健指導が実施されることになったわけ ･･ 62
  - 特定健康診査から特定保健指導への流れ ･････ 64
- 特定健康診査とは ･････････････････････････ 67
  - 特定健康診査の検査項目 ･･･････････････････ 68
  - 特定健康診査の結果の見方 ････････････････ 74
- メタボリックシンドローム診断基準と特定保健指導階層化基準 ････ 77
  - メタボリックシンドローム診断基準 ････････ 78
  - 特定保健指導階層化基準 ･･････････････････ 79
- 特定保健指導とは ･････････････････････････ 83
  - 特定保健指導の実際の流れ ････････････････ 84
  - 特定保健指導の対象になったら ････････････ 86
  - 初回面接 ･････････････････････････････････ 88
  - 特定保健指導の最終評価例 ･･･････････････ 115
- 最後に ････････････････････････････････････ 117
- 手話さくいん ････････････････････････････ 118

はじめに

　全日本ろうあ連盟では、「医療関係の手話の本がほしい」「医療の知識をわかりやすく解説した本がほしい」等の要望に応えて２００６年から現在まで「医療の手話シリーズ」を３冊上梓して来ました。
　２００８年４月から、メタボリックシンドロームなど生活習慣病の予防を目的とした「特定健康診査・特定保健指導」が始まりましたので、この「特定健康診査・特定保健指導」が実施されるに至った背景やその内容について正しく知ってもらい、皆様の健康を守る一助となってほしいとの願いから、４冊目として本書〈特定健康診査・特定保健指導編〉を発行しました。
　「特定健康診査・特定保健指導」の対象は４０歳から７４歳までの健康保険に加入する全ての人です。しかし、若いからといって生活習慣病にならないとは言い切れませんし、歳を取ったからといって生活習慣を気にしなくていい訳ではありません。
　本書の前半では、年齢に関係なく、偏った生活習慣を是正する方法について紹介しています。そして後半では、「特定健康診査・特定保健指導」の内容を把握していただけるよう編集しています。この他、健診結果を受け取った方がその結果を見て自分の健康状態を理解できるように、また、保健指導の対象になった方が保健指導を受けるときに戸惑わないように工夫して編集しました。
　本書のタイトルは〈特定健康診査・特定保健指導編〉ですが、内容としては一日一日を元気に過ごすための健康読本となっています。
　自分の健康は自分で守らなければなりません。そのためには正しい情報を持つことが必要です。本書を身近に置いて、健診に行く前、健診結果が出たとき、保健指導の対象となったとき、そのほか健康が気になったときなど、折に触れてご覧ください。きっと役立つ情報が見つかることと思います。

財団法人全日本ろうあ連盟
　　出版局長　　松　本　晶　行

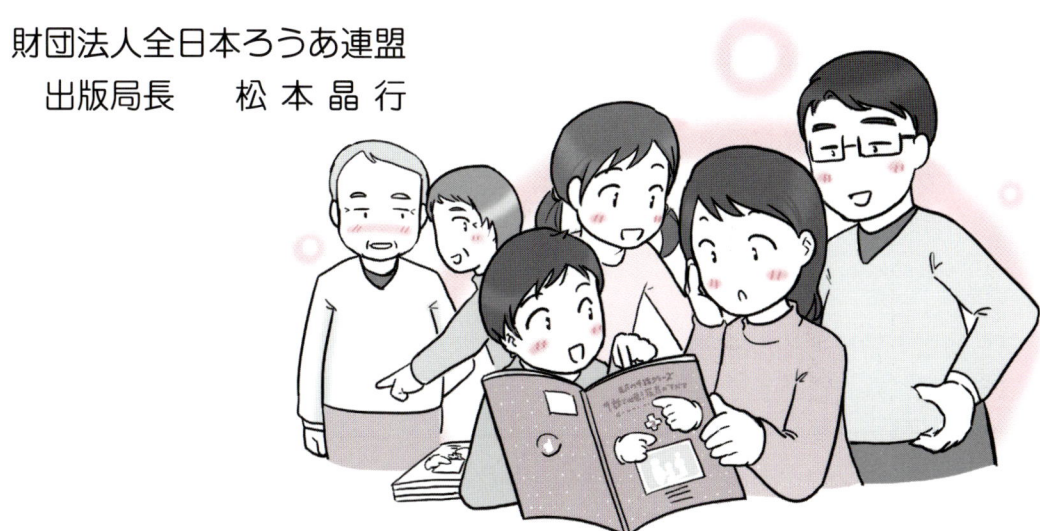

この本の使い方

　「医療の手話」シリーズは、医療機関内での会話集と別冊とで構成されています。別冊には身体の部位（イラスト付）と病名や症状などの手話表現がまとまっています。実際には、必要な場面（外来初診時、人間ドック・健診、特定健康診査・特定保健指導）での会話集と別冊とを組み合わせて使用するのが最も効率的な使用法です。

　本巻は内容が大きく２つに分かれています。前半は、年々増え続ける生活習慣病を予防するという観点から、年齢には関係なく、不健全な生活習慣の改善のために役立つ情報を掲載しています。後半は２００８年度から始まった４０～７４歳の人を対象とする「特定健康診査・特定保健指導」の内容を詳述して、受診や保健指導を受ける際に役立つよう編集してあります。

　この本は特定の人のためではなく全ての人を対象として作成されていますが、参考までに①聴覚障害者の皆さん、②手話通訳をされる皆さん、③医療関係者の皆さん、という３つの立場に分けたときの使い方を載せましたので、該当する箇所をお読みください。

聴覚障害者の皆さんへ

1.「特定健康診査・特定保健指導」対象（４０～７４歳）の皆さん

　２００８年度から「特定健康診査・特定保健指導」が実施されていますので、ほとんどの方はすでに受診しているはずですが、健診で困ったことはありませんか。問診票の質問の意味や検査結果の見方はわかったでしょうか。本書には健診内容を詳しく説明してありますので、健診を受ける前に読んで、内容をつかんだ上で受診すれば戸惑うことはありません。また、健診の結果をもらったら、本書と照らし合わせてあなたの健康状態を把握してください。

　保健指導の対象になった方は面接指導を受ける前に本書を読んでください。そうすれば、なぜ面接することになったのか、どんなことを話し合うのかがつかめるので、指導をより効果的に受けられます。

2.「特定健康診査・特定保健指導」対象外（４０歳未満と７５歳以上）の皆さん

　４０歳未満の聴覚障害者の皆さん、自分はまだ若いと安心していませんか。生活習慣病は見えないところで徐々に進行します。偏った生活習慣を続けていると、４０歳より前でも重大な病気になることがあります。日本人の食生活が大きく変わり、特に若い人々の脂質の摂りすぎが問題になっています。若い頃から正しい生活習慣を身に着けるよう本書で学んでください。そして、自分の健康は自分で管理し、病気になる前に予防することを心がけましょう。

　７５歳以上の皆さん、皆さんはもう歳だから関係ないと思っていませんか。日本人の寿命は年々長くなっています。長寿は喜ばしいことですが、健康でなければ長寿の意味がありません。健康に暮らすためには正しい生活習慣を持つことです。今日からでもけっして遅くありませんから、本書を参考に自分の生活習慣を振り返ってみてください。

手話通訳をされる皆さんへ

　健康を実現することは、元来、個人の健康観に基づき、一人一人が主体的に取り組む課題ですが、個人による健康の実現には、社会全体としても個人の主体的な健康づくりを支援していくことが不可欠だということから、「21世紀における国民健康づくり運動（健康日本21）」が2000年度から始まりました。健康寿命の延伸等を実現するために、2010年度を目途とした具体的な目標を提示することにより、健康づくりに関する意識の向上と取組みを促そうとするものでしたが、中間報告ではむしろ健康度が悪化するという結果になりました。そこで国は、生活習慣に偏りのある人を見つけて生活習慣改善を指導するための「特定健康診査・特定保健指導」を2008年度から実施することにしました。特定保健指導によって生活習慣の修正を指導する人を見つけるために特定健康診査を実施するのであり、保健指導が主役で健康診査は脇役という制度です。

　保健指導では、指導を受ける人が自らの意志で生活習慣を変える気にさせることを目的とします。そのためには保健指導実践者と聴覚障害者とのコミュニケーションが大切になりますので、本書で保健指導の流れについて事前に学んでおくことをお勧めします。

医療関係者の皆さんへ

　健診では、検査をするにあたっての指示が聴覚障害者にはつかめません。今まで聴覚障害の患者さんに接した経験をお持ちの医療機関ではそれぞれ工夫をしていると思いますが、できるだけ視覚的にわかりやすい表示や説明を心がけて、聴覚障害者が気軽に受診できる環境を作りたいものです。

　保健指導では、対面式の指導には個別指導だけでなく、集団指導もあります。その際には対象者がきちんと理解できているかを確認しながら進めてください。当たり前ですが、継続支援の一方法である電話は使えませんので、電話支援はメール支援（メール、ファックス、郵送など）その他の方法に代えてくださるようお願いいたします。

　この本は健診の内容や保健指導の流れを見てわかるように編集してありますので、聴覚障害を持つ受診者、保健指導対象者に見せながら説明することも非常に有効です。保健指導を行う者が本書を読むことで、保健指導をスムーズに行うことができると思います。受診者の日頃の生活習慣を把握し、生活習慣病予防の指導効果を増すためにはよりよいコミュニケーションをとることが大切です。その一助としてこの本をご活用ください。

　既刊のシリーズ同様、これまでに作成されていなかった単語については全国手話研修センター日本手話研究所に依頼して確定しています。したがって、この本に採用されている表現を標準的なものと考えて、普及に努めていただきたいと思います。

この本の見方

手話イラストの見方について

本書の手話表現は「右利き」の方を基本にしていますが、それは絶対ということではありません。手の方向さえ正しくしていただければ、自分にとってやりやすい手に変えていただいてかまいません。

本文の見方

【文章の例】

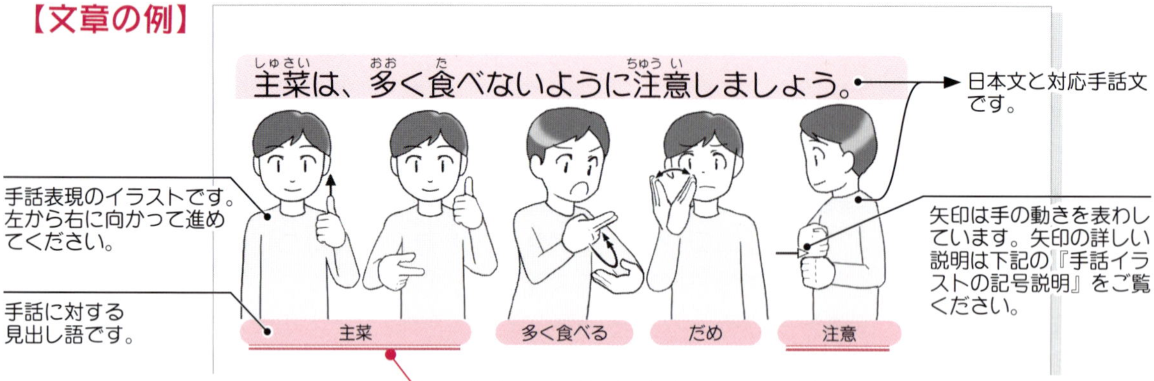

主菜は、多く食べないように注意しましょう。

- 日本文と対応手話文です。
- 手話表現のイラストです。左から右に向かって進めてください。
- 手話に対する見出し語です。
- 矢印は手の動きを表わしています。矢印の詳しい説明は下記の『手話イラストの記号説明』をご覧ください。

主菜　多く食べる　だめ　注意

巻末の索引に掲載されている単語には線がひかれています。索引から単語を探すときに活用してください。

【単語の例】

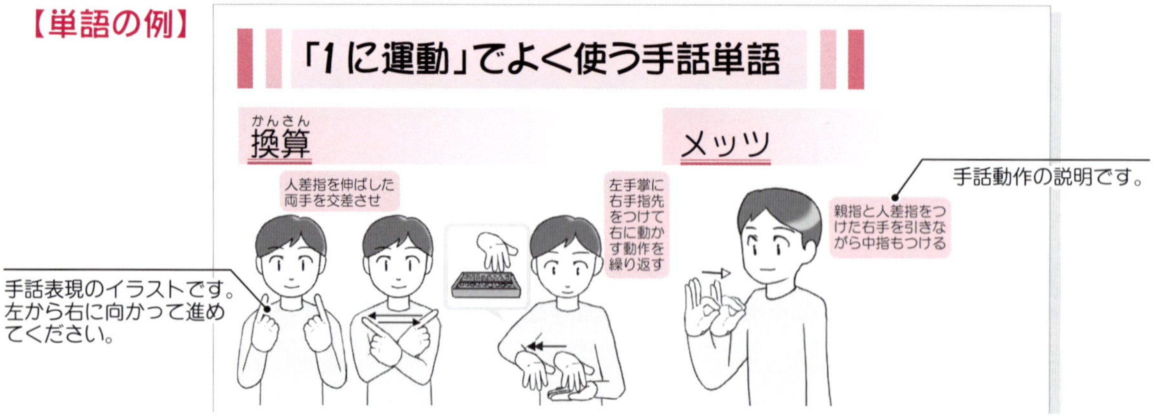

「1に運動」でよく使う手話単語

換算　　　メッツ

- 手話動作の説明です。
- 手話表現のイラストです。左から右に向かって進めてください。
- 人差指を伸ばした両手を交差させ
- 左手掌に右手指先をつけて右に動かす動作を繰り返す
- 親指と人差指をつけた右手を引きながら中指もつける

手話単語のページでは、各章で使う単語の手話表現を解説しています。検索したい単語は索引から探してください。

手話イラストの記号説明

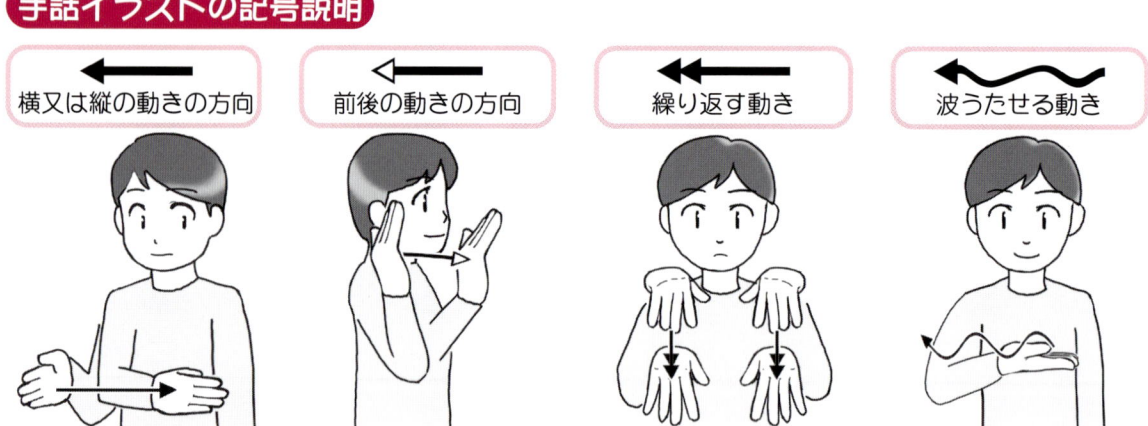

横又は縦の動きの方向　　前後の動きの方向　　繰り返す動き　　波うたせる動き

特定健康診査・特定保健指導について

▼ 国の生活習慣病削減に向けての取り組み

　生活習慣病は、今や健康長寿の最大の阻害要因となるだけでなく、国民医療費にも大きな影響を与えています。その多くは、不健全な生活の積み重ねによって内臓脂肪型肥満となり、これが原因となって引き起こされるものです。これは、日常生活の中での適度な運動、バランスの取れた食生活、禁煙を実践することによって予防することができるものです。厚生労働省は、生活習慣病対策として国民の皆さんに「1に運動　2に食事　しっかり禁煙　最後にクスリ」をスローガンに、運動習慣の徹底と食生活の改善に取り組むための普及啓発活動を行っています。「最後にクスリ」というのは、いくら生活習慣に気をつけても生活習慣病にかかってしまうことがあり、生活習慣の改善で治らないときは治療が必要であることを意味しています。

　国は、平成12（2000）年から「21世紀における国民健康づくり運動（健康日本21）」として、健康づくり施策を推進してきました。しかし、「健康日本21」の中間評価において、糖尿病有病者・予備群の増加、肥満者の増加（20〜60歳代男性）や野菜摂取量の不足、日常生活における歩数の減少のように健康状態及び生活習慣の改善が見られない、もしくは悪化している現状があることから、新たな視点で生活習慣病対策を充実・強化することになりました。

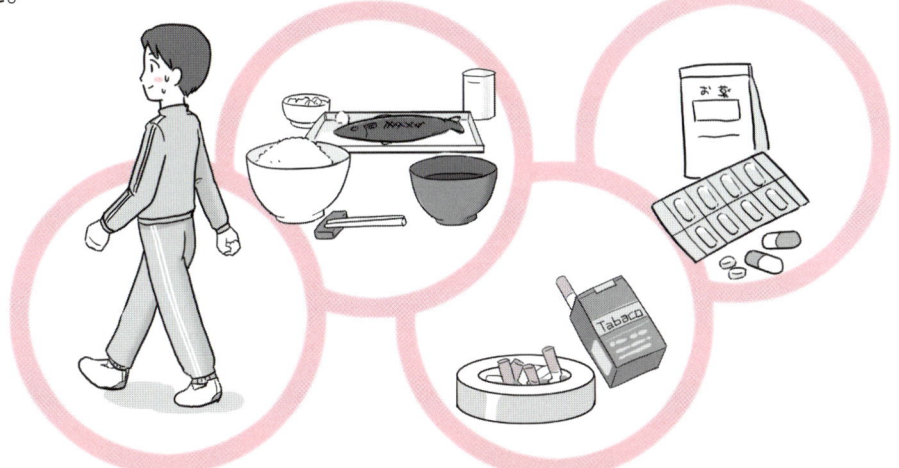

▼ 医療保険者による特定健康診査・特定保健指導の実施

　平成20（2008）年4月から、高齢者の医療の確保に関する法律により、医療保険者に対して、40〜74歳の被保険者・被扶養者を対象とする、糖尿病等の生活習慣病に関する健康診査（＝特定健康診査）およびその結果により健康の保持に努める必要がある者に対する保健指導（＝特定保健指導）の実施が義務づけられました。平成27（2015）年度には平成20（2008）年と比較して糖尿病等の生活習慣病有病者・予備群を25％減少させ、中長期的な医療費の伸びの適正化を図ることとされています。

▼ 従来の健康診査との違い

　特定健康診査・特定保健指導の制度は、平成１９（２００７）年度までの老人保健法による基本健康診査といくつかの点で大きく異なります。これまでは健診の受診率を上げることに重点が置かれ、保健指導はおまけのような役割でしたが、これからは内臓脂肪型肥満に着目した生活習慣病予防のために保健指導を必要とする者を抽出するための健診ということで、保健指導に重点が置かれます。また、目的は個別疾病の早期発見・早期治療から、内臓脂肪型肥満に着目した早期介入・行動変容へと変わりました。

　糖尿病等の生活習慣病の有病者・予備群の減少という観点から、内臓脂肪症候群（メタボリックシンドローム）の概念が導入されました。特定健康診査により生活習慣病の発症・重症化の危険因子の保有状況を把握し、保健指導の対象者に対して個々人の生活習慣の改善に主眼をおいた保健指導を行います。

　対象者を生活習慣病のリスク要因の数に応じて階層化し、リスク要因が少ない者に対しては生活習慣の改善に関する動機付けを行うこととし（動機付け支援）、リスク要因が多い者に対しては積極的に介入して確実に行動変容を促すことをめざします（積極的支援）。現在リスクがない者等に対しても適切な生活習慣あるいは健康の維持・増進につながる必要な情報提供を行います。

　保健指導を行う際には、対象者のライフスタイルや行動変容のステージを把握した上で、対象者自らが実行可能な行動目標を立てることを支援します。

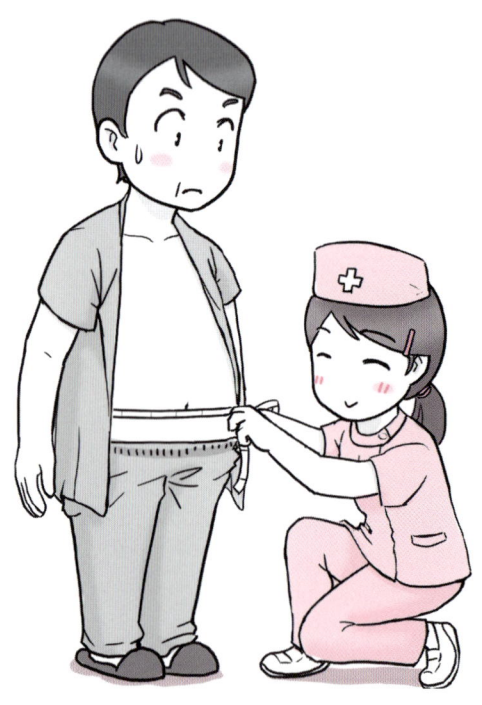

生活習慣病予防のための標語

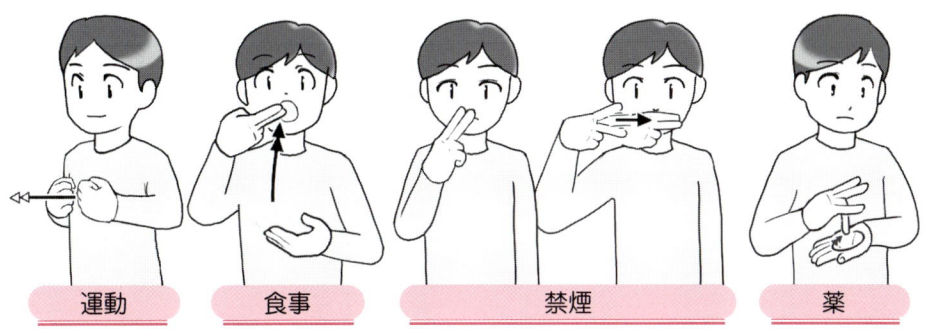

| 運動 | 食事 | 禁煙 | 薬 |

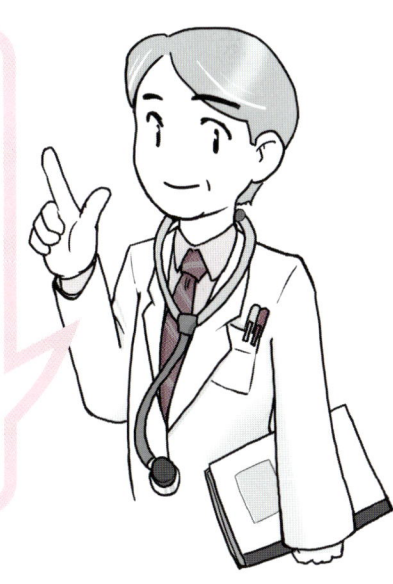

　日頃の運動不足や食べ過ぎなどによって起きる生活習慣病は、生活習慣の改善で抑えられますが、逆に放っておくとそれが蓄積され、取り返しのつかない多くの病気を引き起こします。
　病気になってから治療を始めたのでは健康は守れません。
　そこで国が標語を作り、生活習慣の見直しを喚起しています。

**1に運動　2に食事　しっかり禁煙　最後にクスリ
あなたも日頃の生活習慣を見直しましょう！**

1に運動　2に食事　しっかり禁煙　最後にクスリ

　運動と食事が含まれていることは従来の健康づくりの標語と同じですが、禁煙とクスリが新たに入り、休養が消えました。がんや循環器疾患病などに対する喫煙の影響は大きく、「しっかり禁煙」が入ったことは妥当なことだと思います。「最後にクスリ」というのは、いくら生活習慣に気をつけても生活習慣病にかかってしまうことがあり、生活習慣の改善で治らないときは治療が必要であることを意味しています。

　健康づくりの標語としては長年、「栄養、運動、休養」が使われてきましたが、今回示された標語では「栄養」が「食事」に変わっています。これは栄養素としてのバランスや量のみでなく、生活習慣病の危険因子・予防因子としての食習慣の重要性を示しています。もちろん、「休養」も依然健康づくりのために重要であることには変わりありません。

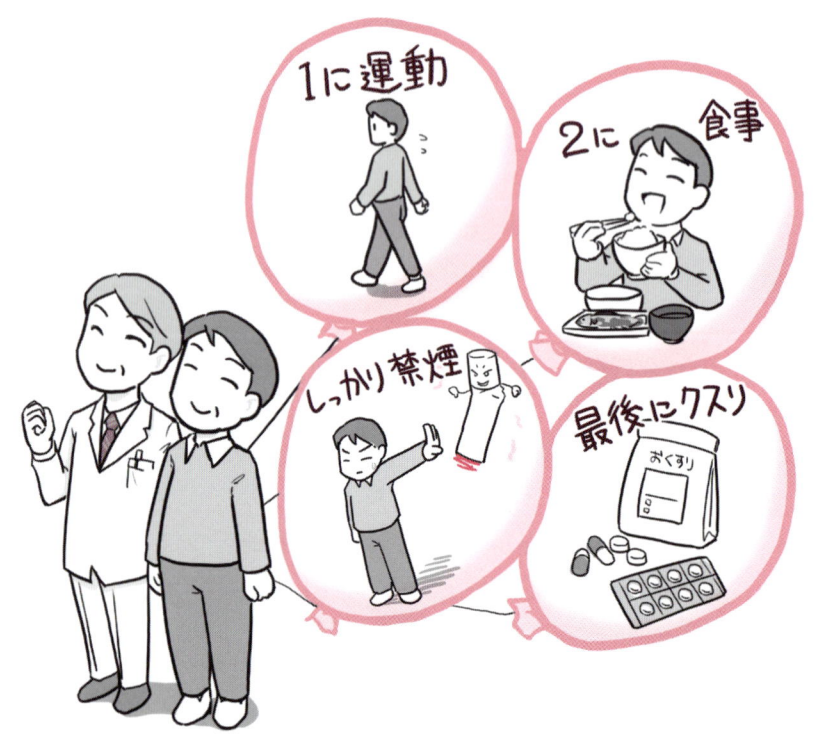

1に運動

　ここでいう「運動」はスポーツに限定したものではありません。

　標語なのでわかりやすく運動という言葉を使っていますが、エネルギーを消費する全ての身体活動のことを指しています。

　通勤や散歩での歩行や掃除等日常生活の中での「生活活動」とスポーツなどの「運動」の両方で、日頃から身体を動かすことを習慣付けるよう推奨しています。

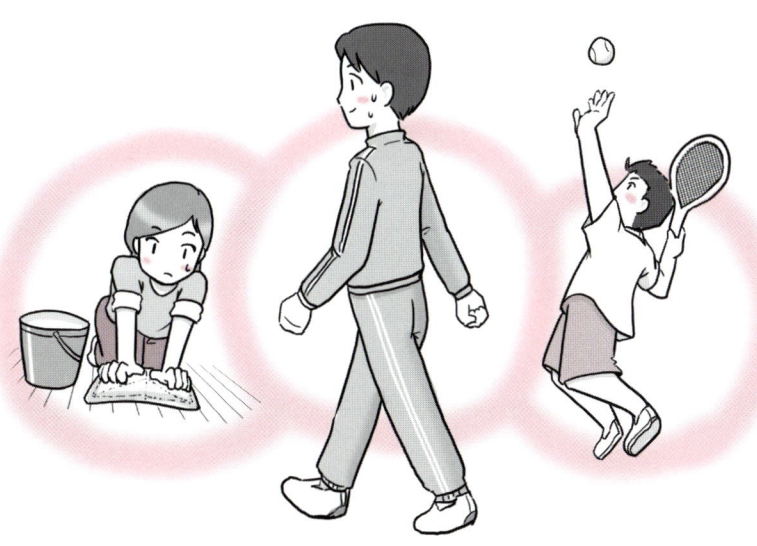

なぜ運動が必要なの？

　人間は、「食べる」エネルギー（摂取エネルギー）が「使う」エネルギー（消費エネルギー）より多いと肥満につながります。

　「食べる」エネルギーの消費量は年令や男女で違いますが、歳をとるとともに「食べる」エネルギーを減らす必要がありますが、注意しないでいると長年の「とり過ぎ」エネルギーが積み重なって肥満になります。

　「とり過ぎ」エネルギーを溜めないためには、「食べる」エネルギーに注意することはもちろんですが、「使う」エネルギーにも注意が必要です。

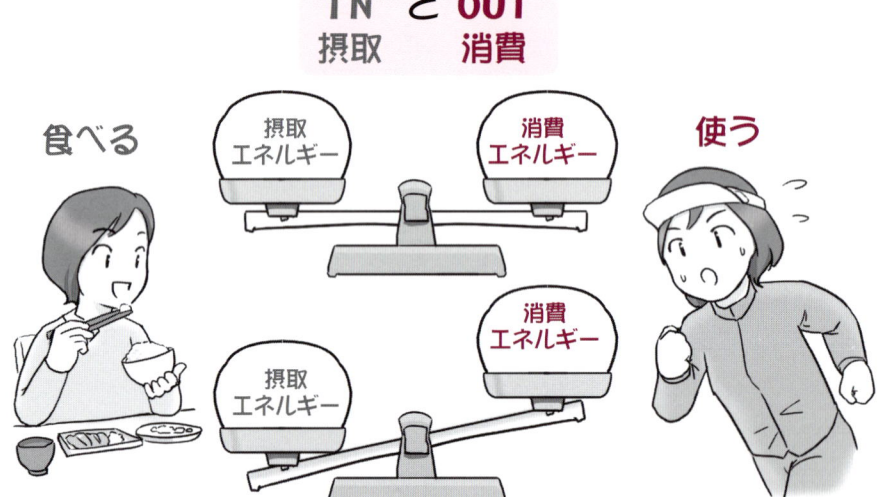

消費エネルギー（使うエネルギー）を増やすためにはなにをしたらいいの？

　エネルギーを消費するには運動をすることです。
　けれど運動即スポーツと考える必要はありません。日常生活の中での身体活動量を増やすことで消費エネルギーの量は増えます。
　厚生労働省では標語「1に運動」の「運動」を「身体活動」と言い換えて次のように定義付けています。

身体活動
　安静にしている状態より多くのエネルギーを消費する全ての動きであり下記2つに分類します。

①運動
　身体活動のうち、体力の維持・向上を目的をして計画的・意図的に実施するものです。

②生活活動
　身体活動のうち、運動以外のものをいい、職業活動上のものも含みます。

「運動」と「生活活動」の両方を上手に組み合わせて
　　　　　　　　消費エネルギーを増やしましょう！

どんな身体活動をしたらいいの？

その目安を測るために「メッツ」と「エクササイズ」という単位を決めました。

▼「メッツ（METS）」（強さの単位）

身体活動の強さを、安静時の何倍に相当するかで表わすために「メッツ」という単位を決めました。

座って安静にしている状態が1メッツ、普通歩行が3メッツに相当します。3メッツ未満は身体活動とはみなしません。

▼「エクササイズ（EX）」（量の単位）

身体活動の量を表わすために「エクササイズ」という単位を決めました。
身体活動の強度（メッツ）に身体活動の実施時間をかけたものです。

エクササイズ（EX）＝「メッツ」×時間

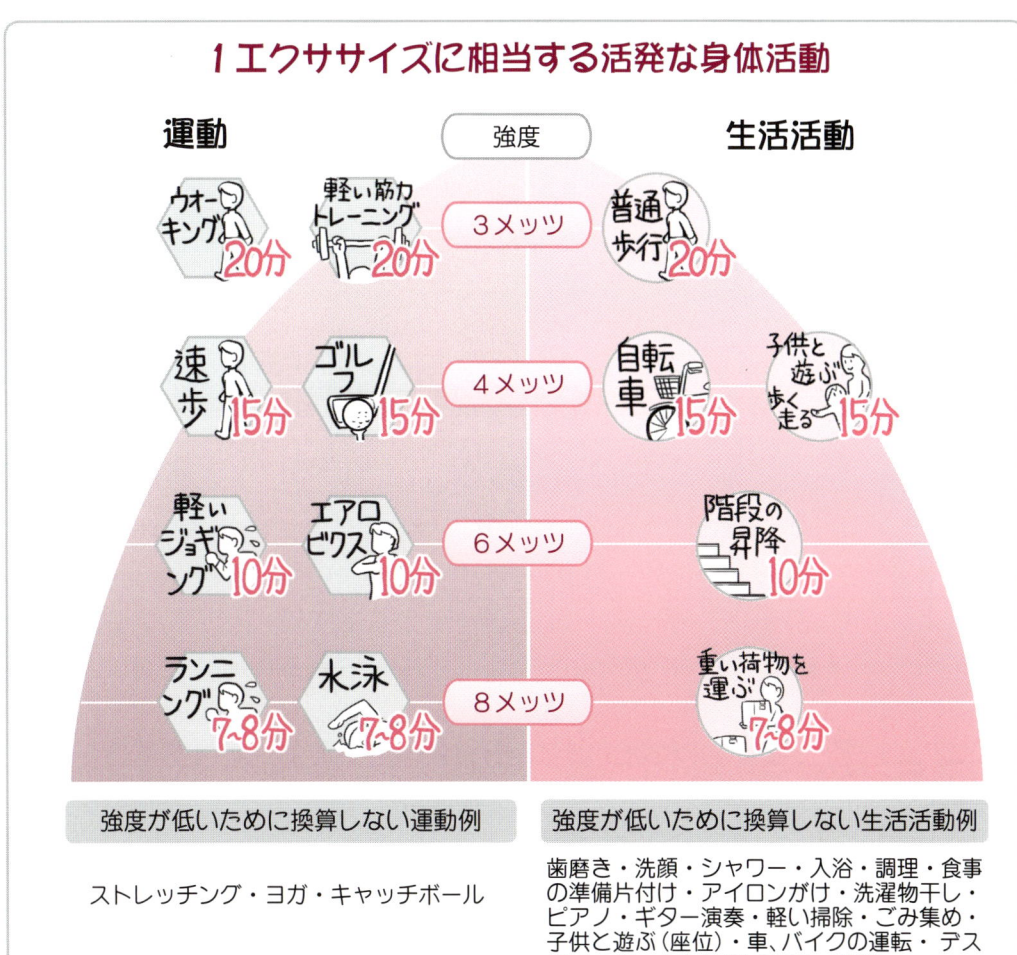

1エクササイズに相当する活発な身体活動

運動	強度	生活活動
ウォーキング 20分／軽い筋力トレーニング 20分	3メッツ	普通歩行 20分
速歩 15分／ゴルフ 15分	4メッツ	自転車 15分／子供と遊ぶ・歩く・走る 15分
軽いジョギング 10分／エアロビクス 10分	6メッツ	階段の昇降 10分
ランニング 7〜8分／水泳 7〜8分	8メッツ	重い荷物を運ぶ 7〜8分

強度が低いために換算しない運動例
ストレッチング・ヨガ・キャッチボール

強度が低いために換算しない生活活動例
歯磨き・洗顔・シャワー・入浴・調理・食事の準備片付け・アイロンがけ・洗濯物干し・ピアノ・ギター演奏・軽い掃除・ごみ集め・子供と遊ぶ（座位）・車、バイクの運転・デスクワーク・立ち仕事（店員、工場）

1に運動

1エクササイズに相当する生活活動の例

強度	時間	活動例
3メッツ	20分	普通歩行 20分／床そうじ 20分／犬と散歩 20分／荷物の積み下ろし 20分
4メッツ	15分	通勤 15分／自転車 15分／風呂そうじ 15分／庭仕事 15分／子供と遊ぶ（歩く・走る）15分／洗車 15分
6メッツ	10分	階段の昇降 10分／芝刈り 10分／家具の移動運搬 10分／雪かき 10分

- 休憩しないで継続的に活動を行った場合の時間ですが、活動の強弱等により時間は変わりますので、目安と考えてください。
- 上記にない活動は、似ている活動に置き換えて換算してください。

1エクササイズに相当する運動の例

強度	時間	運動例
3メッツ	20分	ウォーキング 20分／軽い筋力トレーニング 20分／自転車エルゴメーターゆっくり 20分
4メッツ	15分	速歩 15分／ゴルフ 15分／卓球 15分／水中運動 15分／太極拳 15分
6メッツ	10分	軽いジョギング 10分／ウェイトトレーニング高強度 10分／ジャズダンス 10分／エアロビクス 10分／水泳ゆっくり 10分
7メッツ	9分	サッカー／テニス／スキー／スケート
8メッツ	7.5分	ランニング／水泳／登山

メタボ解消のためにはこのようなスポーツはすすめていません。

- 休憩しないで連続して運動を行った場合の時間ですが、運動の強弱等により時間は変わりますので、目安と考えてください。
- 上記にない運動は、似ている運動に置き換えて換算してください。

▼「1エクササイズ」のエネルギー量を知ろう！

エネルギー消費量（kcal）＝ 1エクササイズ × 体重（kg）× 1.05

体重	50kg	60kg	70kg	80kg	90kg
1エクササイズ での身体活動					
エネルギー 消費量	53kcal	63kcal	74kcal	84kcal	95kcal

ね！体重でこんなにエネルギーの消費量が違うでしょ！
だから体重のある人ほど短時間での身体活動でも効果が出るんです！

▼ どのくらいやったらいいの？

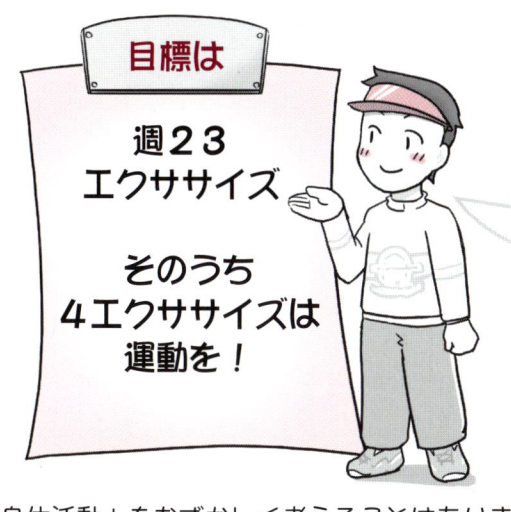

目標は
週23エクササイズ
そのうち4エクササイズは運動を！

内臓脂肪を減少させるためには週10エクササイズの活発な運動を！

1日3〜4エクササイズが目安です。
但し治療中の人は主治医に相談してからにしましょう。

「身体活動」をむずかしく考えることはありません。
近距離は乗物を使わないで歩く、エレベーターやエスカレーターには乗らないで階段を使う、家事はまとめてやろうとしないでこまめに動く、などが「身体活動」です。

しっかり掃除で1エクササイズ！
　　階段上がって1エクササイズ！
遠回り散歩で1エクササイズ！
さあ、やってみましょう！

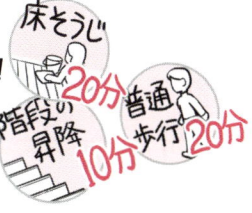

身体活動を習慣づけよう！

1週間で23エクササイズの身体活動とはどのくらいの内容でしょうか。例をみてみましょう。

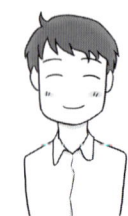

Yさんの場合
男性 既婚 子ども2人 店員 立ち仕事 趣味はゴルフ

活動内容					生活活動EX	運動EX	合計EX
月	通勤15分	通勤15分	犬と散歩20分		3		3
火	通勤15分	通勤15分	犬と散歩20分		3		3
水	通勤15分	通勤15分	犬と散歩20分		3		3
木	通勤15分	通勤15分	犬と散歩20分		3		3
金	通勤15分	通勤15分	犬と散歩20分		3		3
土	子供と遊ぶ歩く走る15分	子供と遊ぶ歩く走る15分	軽いジョギング10分	軽いジョギング10分	2	2	4
日	洗車15分	洗車15分	ゴルフ15分	ゴルフ15分	2	2	4
合計					EX 19	EX 4	EX 23

Yさんは通勤時、駅までバスを使わずに歩いています。また、出勤前に犬の散歩をしています。毎週日曜日には、ゴルフコンペに備えて練習場での練習を欠かしません。

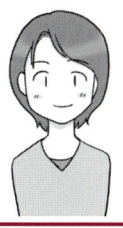

Zさんの場合
女性 既婚 子ども2人 主婦 エアロビクス週1回

	活動内容					生活活動EX	運動EX	合計EX
月	買物 15分	買物 15分	床そうじ 20分	風呂そうじ 15分		4		4
火	エアロビクス 10分	エアロビクス 10分					2	2
水	ボランティア 15分	ボランティア 15分	ボランティア 15分	通勤 15分		4		4
木	買物 15分	買物 15分	床そうじ 20分	風呂そうじ 15分		4		4
金	ボランティア 15分	ボランティア 15分	ボランティア 15分	通勤 15分		4		4
土	庭仕事 15分	庭仕事 15分	庭仕事 15分			3		3
日	速歩 15分	速歩 15分					2	2
合計						EX 19	EX 4	EX 23

　Zさんはエアロビクスもやっているし、買物には週に2回は遠くのスーパーに自転車で行っています。また週2回老人介護施設で主に車椅子を押すボランティアをやっていますし、そこへは徒歩で通っているので、23エクササイズに達していると思っていましたが、足りませんでした。そこで日曜日に速歩を30分することにしました。

1に運動

さて、皆さんは1週間でどのくらい身体活動をしているでしょう。
下記の表に記入してみましょう。

活動内容	生活活動 EX	運動 EX	合計 EX
月 /			
火 /			
水 /			
木 /			
金 /			
土 /			
日 /			
合計	EX	EX	EX

２３エクササイズになりましたか？
そのうち４エクササイズは「運動」になっていますか？
毎週２３エクササイズになるように毎日の生活を工夫しましょう。
内臓脂肪過多の人は「運動」を１０エクササイズ行うことがすすめられています。

１４ページのマークをコピーして上の表に貼ると、手間いらずで自分の身体活動量を把握できますよ。

いままで「運動」をしなかった人へ
ウオーキングをしよう！

いきなり「運動を」といわれても、今までやったことのない人はどうしてよいかわかりませんね。
また突然過激な運動をするのもよくありません。
いままで運動の経験のない人が始めるのにとりかかりやすいのはウオーキングです。
早速始めましょう。

でもその前にちょっと豆知識を
ウオーキングはお散歩ではなく「歩く運動」ですから、基本知識を頭に入れましょう。
まず準備体操。終わった後も整理体操。ウオーキングの効果を高めるとともにケガの予防にもなります。

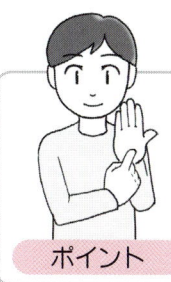

ポイント

1. ゆっくり
2. 大きな動きで
3. 筋肉や関節をほぐすように

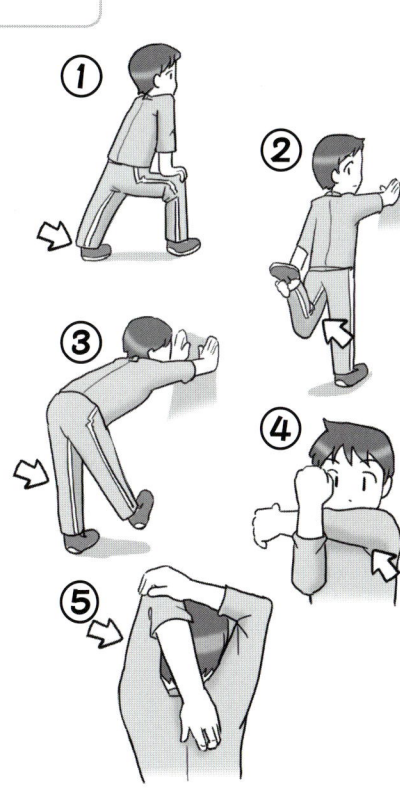

①**ふくらはぎ**
かかとを地面につけたまま伸ばします。

②**太もも表側**
バランスをとりながらつま先を後へ持ち上げ、手で足の甲を掴みます。

③**太もも裏側**
つま先を地面から上げて、太もも裏を伸ばします。

④**肩**
肘を伸ばしている腕を引きながら肩を伸ばします。

⑤**上腕**
上腕を反対の手で押さえるように伸ばします。

さあ、いよいよ歩こう！

19

ウオーキングのポイント

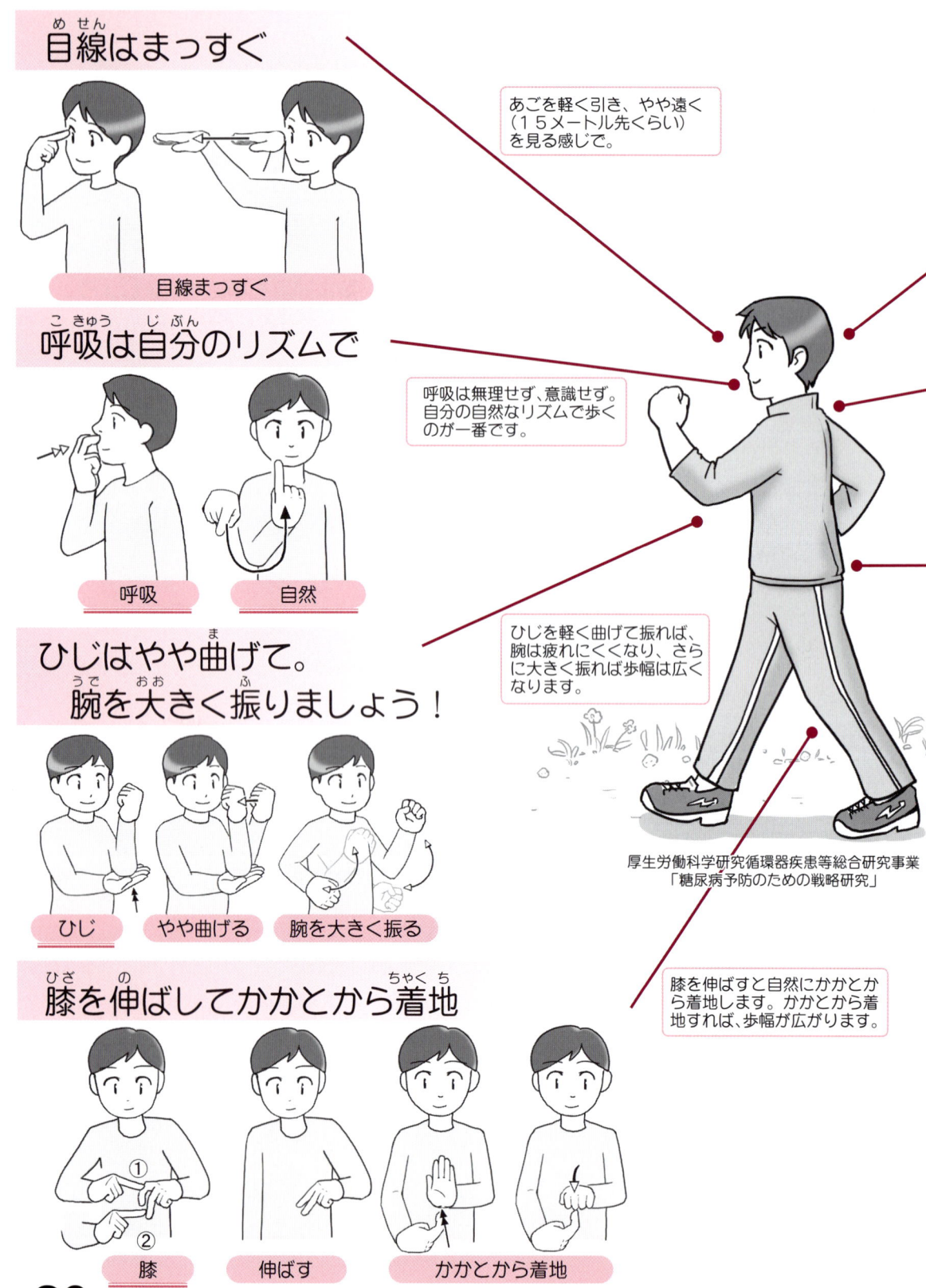

頭は揺らさずしっかりと！

からだの上下左右の余分な揺れに注意して、頭の位置をムダに動かさないようにしましょう。

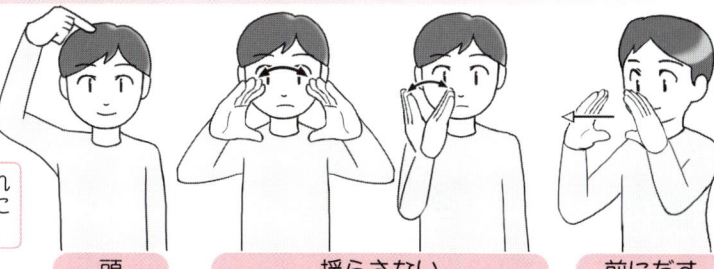

肩は力を抜いてリラックス

肩の力を抜けば、腕の振りがスムーズになり、歩きが軽快になります。

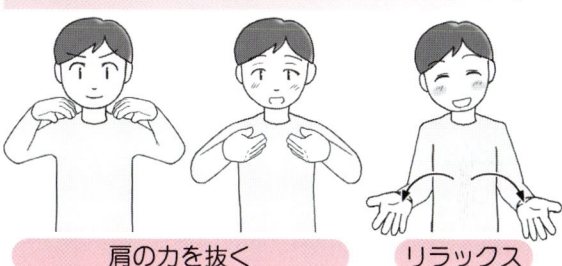

腰の回転で歩幅を広げて

腰の回転を意識すれば、自然と歩幅は広がります。さらに、股関節周辺の筋肉が使われ、運動効果も上がります。

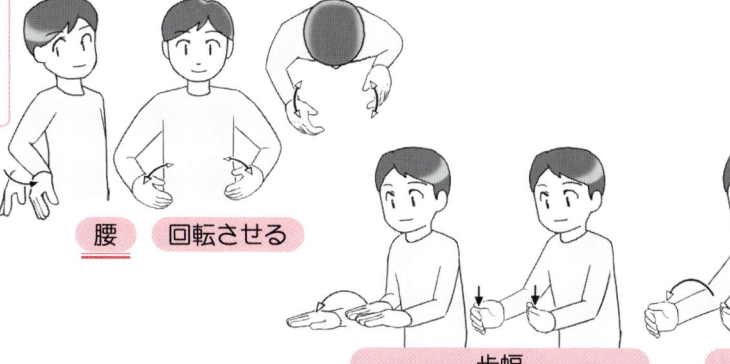

しっかり大地をキック

かかとから着地し、体重を親指の付け根へ移動させ、つま先で大地をしっかりキック！

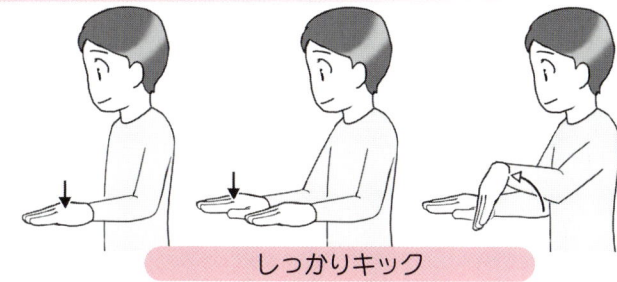

日本ウオーキング協会という、ウオーキングの普及に取り組んでいる団体があります。講習会や大会等を開催していますし、ウオーキングについての情報を発信しています。ホームページを参考にご覧ください。
社団法人日本ウオーキング協会　ホームページ　http://www.walking.or.jp/

「1に運動」でよく使う手話単語

換算(かんさん)

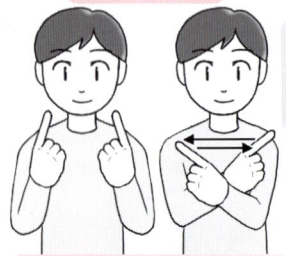

人差指を伸ばした両手を交差させ

左手掌に右手指先をつけて右に動かす動作を繰り返す

メッツ

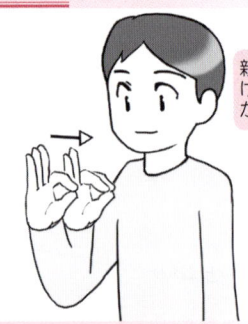

親指と人差指をつけた右手を引きながら中指もつける

エクササイズ①

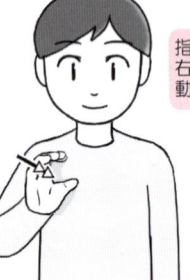

指文字「エ」にした右手を胸にぶつける動作を繰り返す

①は身体活動の量を表わす単位としての「エクササイズ」に対応する手話
→ 13ページ参照

エクササイズ②

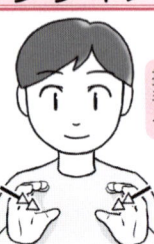

指文字「エ」にした両手を同時に胸にぶつける動作を繰り返す

②は身体能力の維持・強化や健康の保持などを目的とした運動に対応する手話

エアロビクス

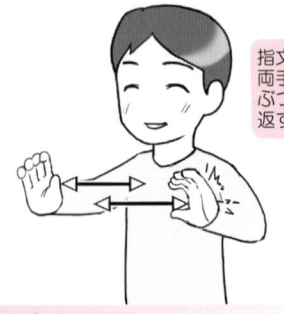

指文字「エ」にした両手を、交互に胸にぶつける動作を繰り返す

アクアビクス

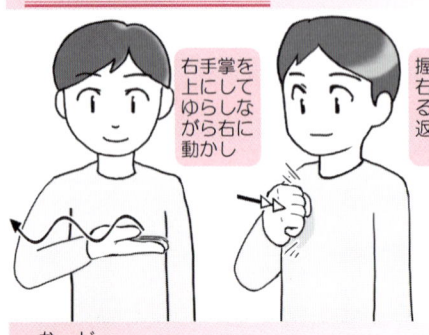

右手掌を上にしてゆらしながら右に動かし

握った右手を右胸にぶつける動作を繰り返す

歩数計(ほすうけい)

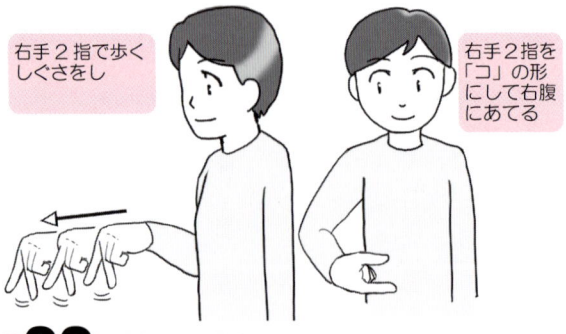

右手2指で歩くしぐさをし

右手2指を「コ」の形にして右腹にあてる

家事(かじ)

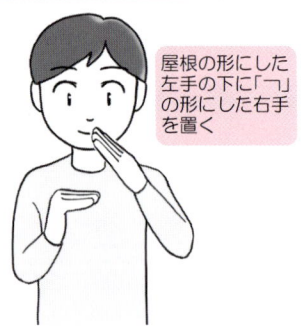

屋根の形にした左手の下に「コ」の形にした右手を置く

2に食事

　厚生労働省と農林水産省が食事バランスをコマの形で表現しました。

　コマは均整が取れていないと回りませんね。

　毎日の食事も、バランスよく食べることが大切です。コマの形で「何を」「どれだけ」食べたらバランスの取れた食事＝健康を維持する食事になるかを見た目ですぐわかるように指標として作成しました。

　ではコマの形の食事とはいったいどんなものでしょうか。

　詳しく見ていきましょう。

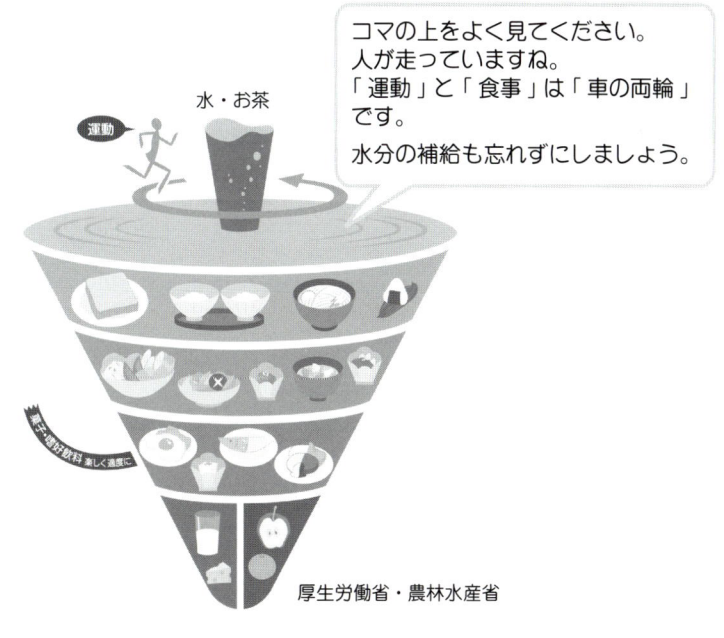

厚生労働省・農林水産省

食事バランスガイドで毎日の食事をチェックしてみよう！

健康を維持するためには、主食、副菜、主菜、牛乳・乳製品、果物の5つのグループの食べ物をバランスよく食べることが必要です。「食事バランスガイド」はバランスのよい食事の配分をわかりやすく示したものです。

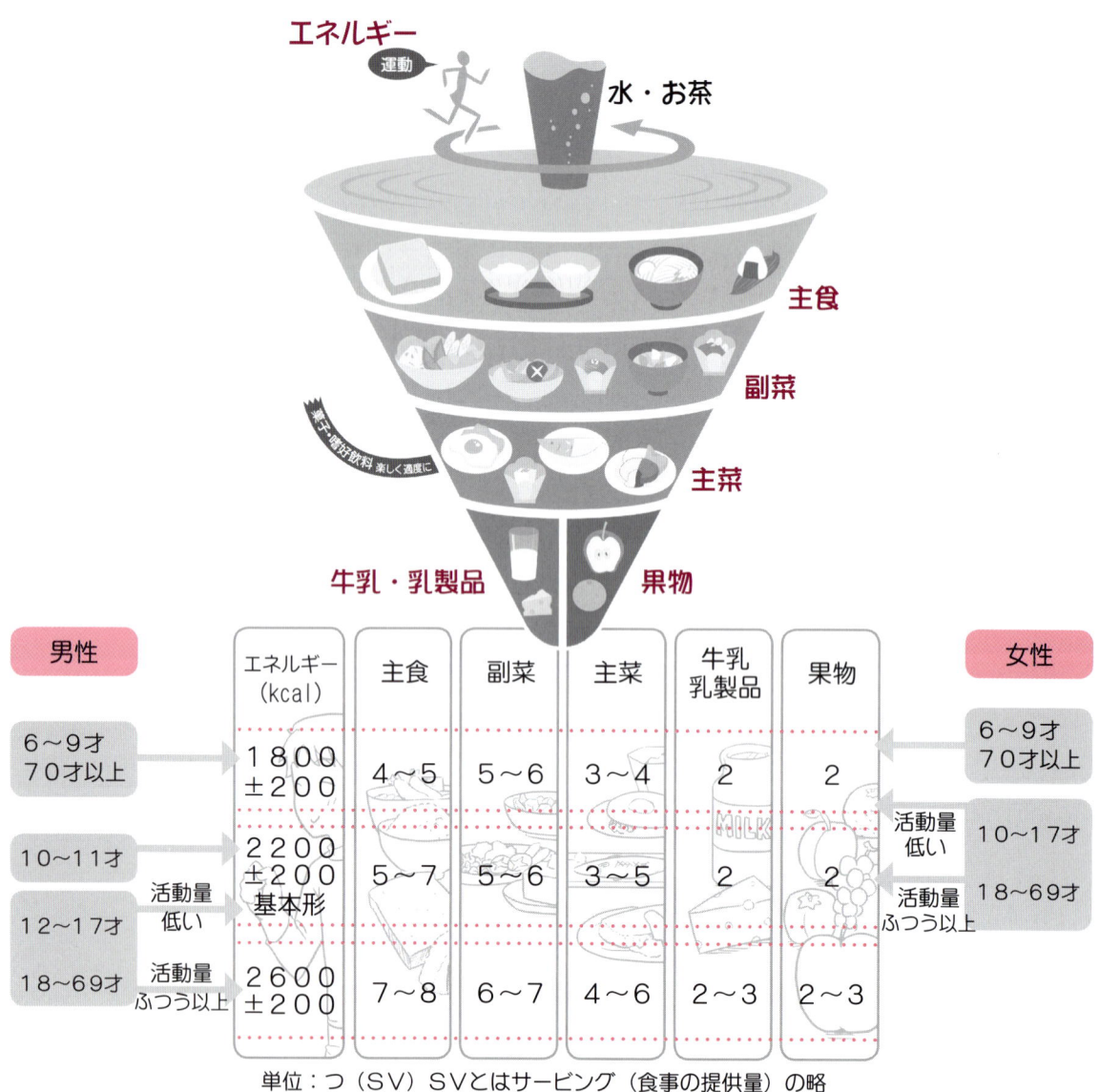

単位：つ（SV）SVとはサービング（食事の提供量）の略

活動量の見方
「低 い」：1日中座っていることがほとんど。
「ふつう」：座り仕事が中心だが、歩行・軽いスポーツ等を5時間程度は行う。
さらに強い運動や労働を行っている人は、適宜調整が必要です。

自分の1日の適量を調べましょう。

エネルギー	主食	副菜	主菜	牛乳・乳製品	果物
kcal	つ (SV)	つ (SV)	つ (SV)	つ (SV)	つ (SV)

主食 ごはん、パン、麺、パスタなど

1つ分 = ごはん小盛り1杯 = おにぎり1個 = 食パン1枚 = ロールパン2個

1.5つ分 = ごはん中盛り1杯　2つ分 = うどん1杯 = もりそば1杯 = スパゲティー

副菜 野菜、いも、豆類（大豆除く）、きのこ、海藻など

1つ分 = 野菜サラダ = きゅうりとわかめの酢の物 = 具だくさん味噌汁 = ほうれん草のお浸し = ひじきの煮物 = 煮豆 = きのこソテー

2つ分 = 野菜の煮物 = 野菜炒め = 芋の煮っころがし

主菜 肉、魚、卵、大豆及び大豆製品など

1つ分 = 冷奴 = 納豆 = 目玉焼き　2つ分 = 焼き魚 = 魚の天ぷら = まぐろといかの刺身

3つ分 = ハンバーグステーキ = 豚肉のしょうが焼き = 鶏肉のから揚げ

牛乳・乳製品

1つ分 = 牛乳コップ半分 = チーズ1かけ = スライスチーズ1枚 = ヨーグルト1パック　2つ分 = 牛乳ビン1本

果物

1つ分 = みかん1個 = 桃1個 = かき1個 = 梨半分 = ぶどう半房 = りんご半分

生活習慣病予防のための標語

特定保健指導の要点

特定健康診査・

特定健康診査とは

特定保健指導階層化基準

メタボリックシンドローム診断基準と

特定保健指導とは

25

2 食事

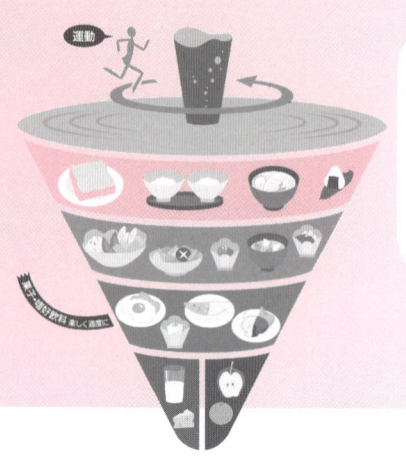

主食

主食は、炭水化物などの供給源であるご飯、パン、麺、パスタなどを主材料とする料理が含まれます。

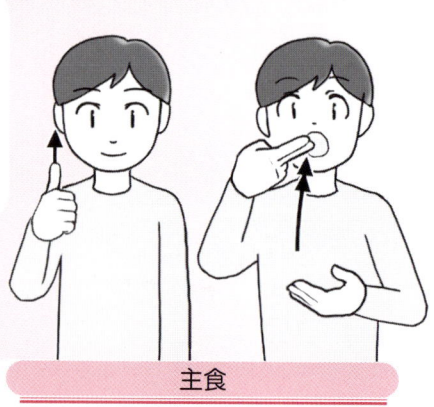

主食

ご飯、パン、麺などの炭水化物が中心の料理です。

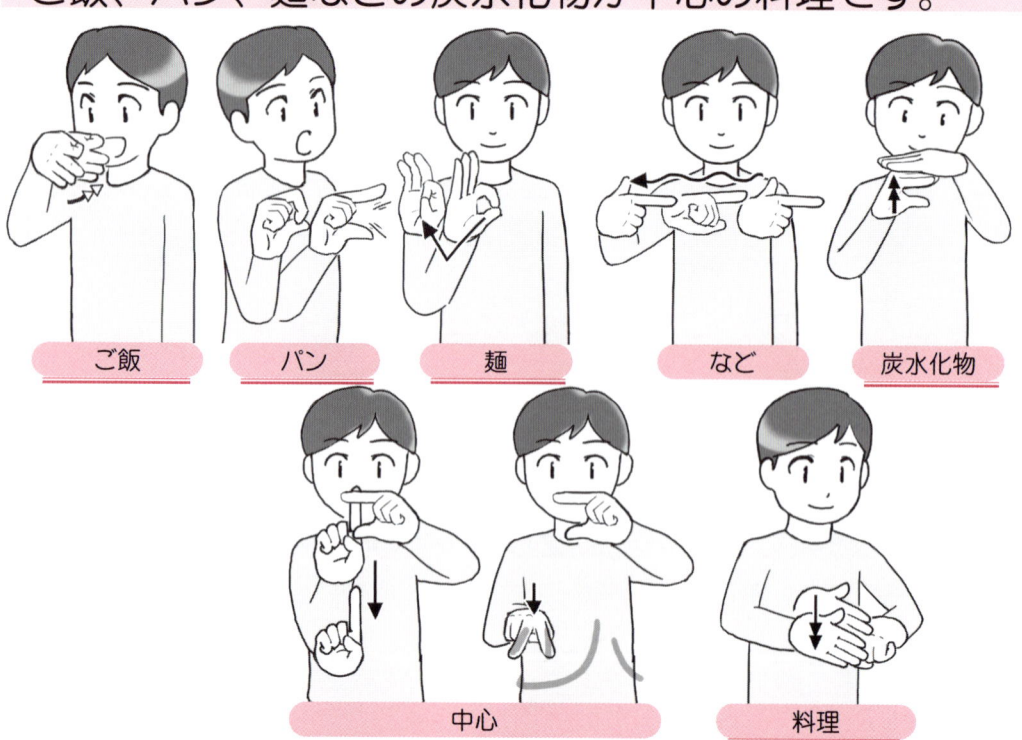

| ご飯 | パン | 麺 | など | 炭水化物 |

| 中心 | 料理 |

主菜、副菜と組み合わせて食べましょう。

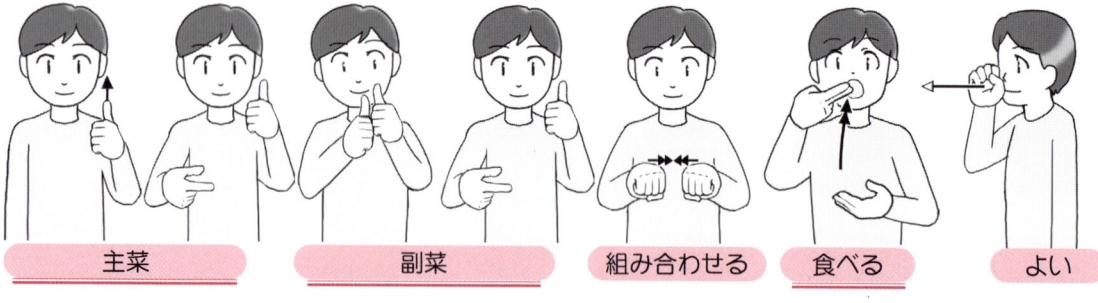

| 主菜 | 副菜 | 組み合わせる | 食べる | よい |

26

副菜

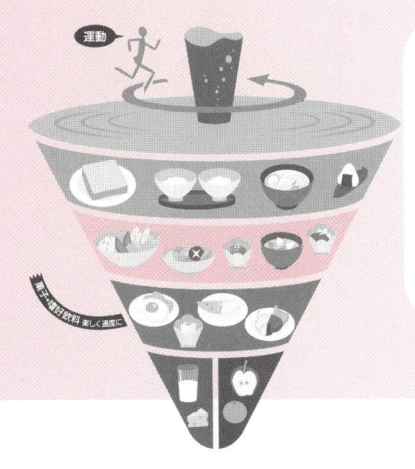

副菜は、ビタミン、ミネラル、食物繊維などの供給源である野菜、いも、豆類（大豆を除く）、きのこ、海藻などを主材料とする料理が含まれます。

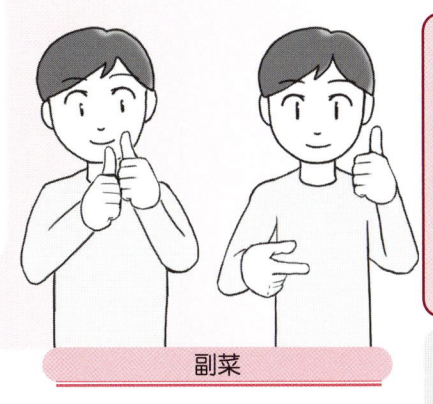

副菜

野菜、いも、コンニャク、豆、きのこ、海藻などを含む料理です。

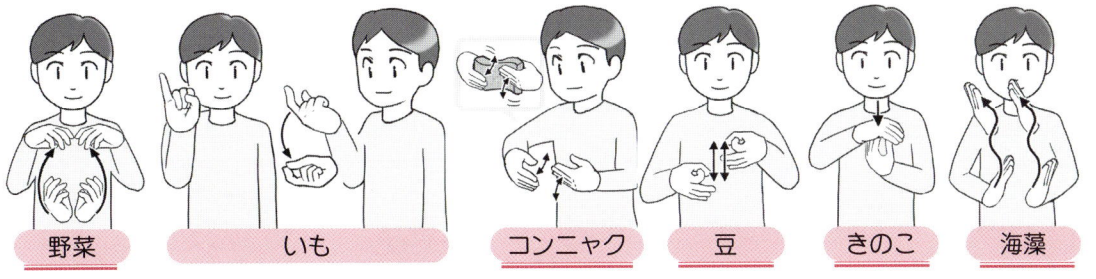

| 野菜 | いも | コンニャク | 豆 | きのこ | 海藻 |

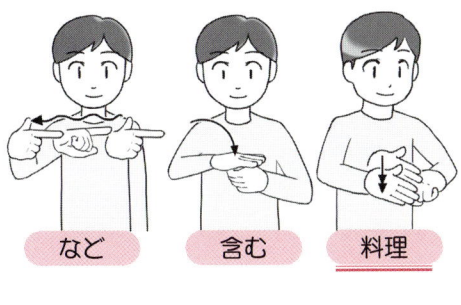

| など | 含む | 料理 |

いもの主なもの

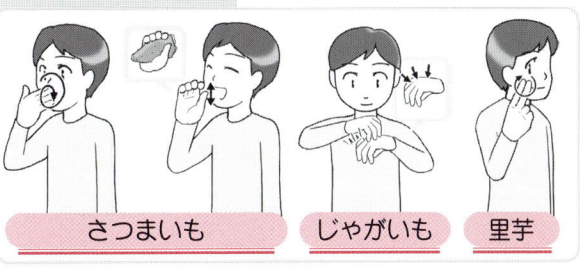

| さつまいも | じゃがいも | 里芋 |

ビタミン、ミネラル、食物繊維が多く含まれています。

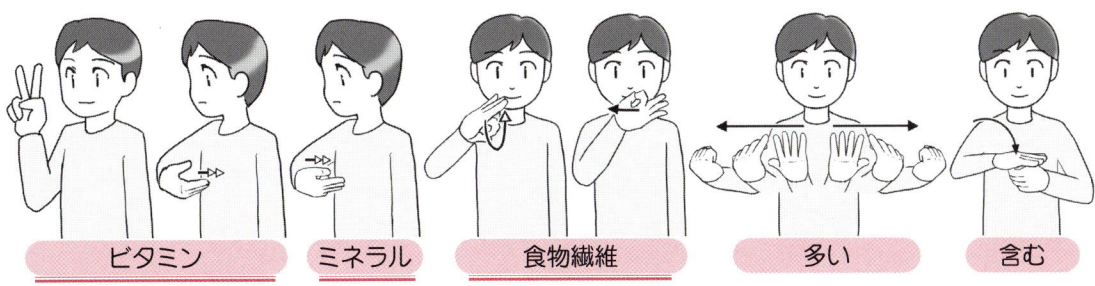

| ビタミン | ミネラル | 食物繊維 | 多い | 含む |

27

野菜のうち、特に人参、ほうれんそう、ピーマン、ブロッコリー、カボチャなど、緑、黄色など色の濃いものをたくさん食べましょう。

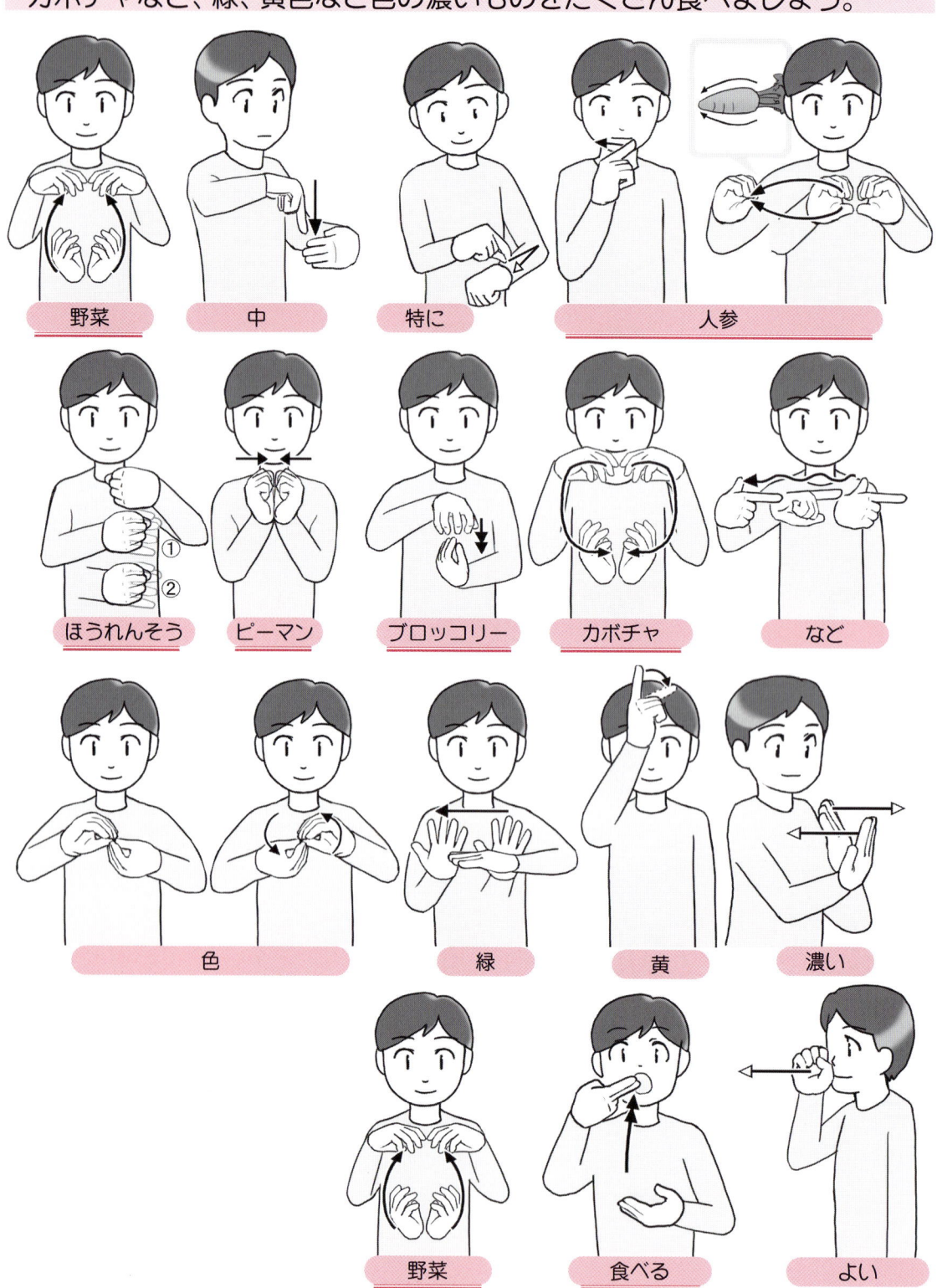

日常の食事では、主菜が多く、副菜が不足しがちです。
主菜の二倍程度食べるようにしましょう。

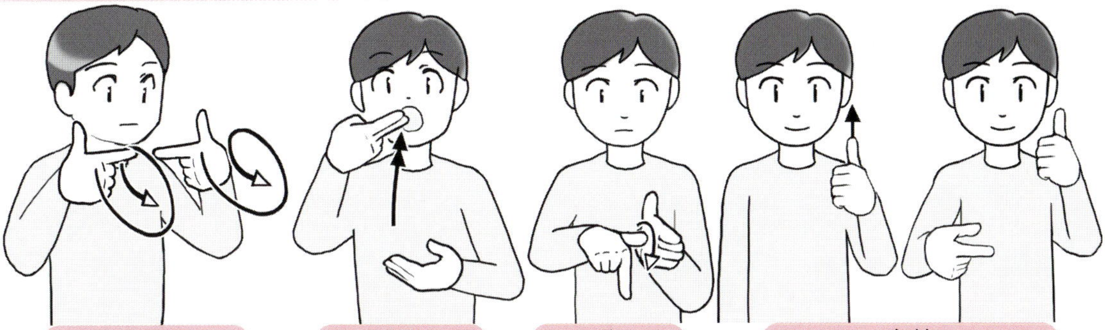

| いつも | 食事 | 時 | 主菜 |

| 山盛り | 副菜 | | 不足 |

| 主菜 | 副菜 | 比べる |

| 副菜 | 二倍 | 食べる | 努力 |

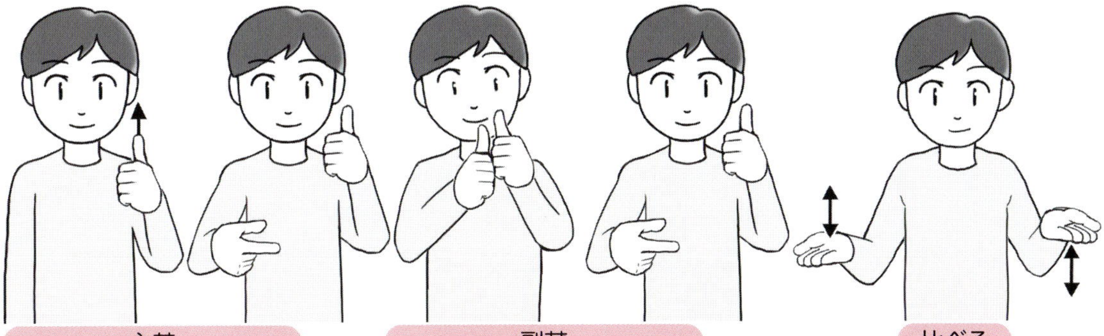

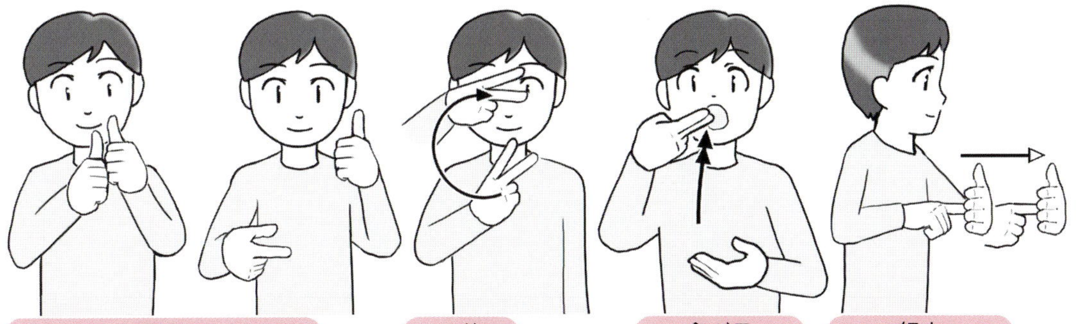

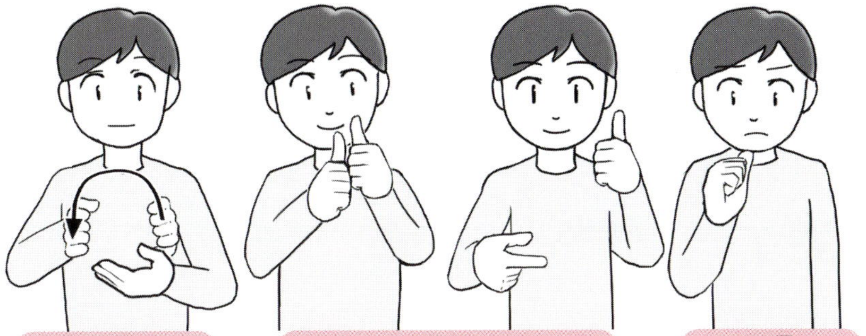

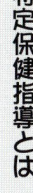

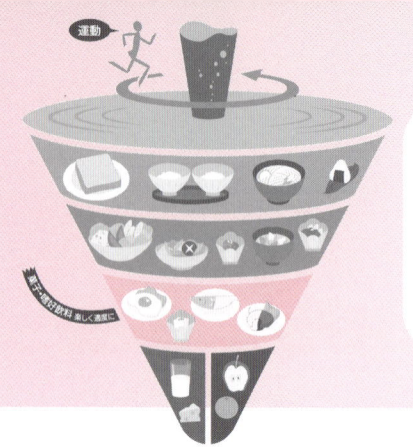

主菜

主菜は、蛋白質の供給源である肉、魚、卵、大豆および大豆製品などを主材料とする料理が含まれます。

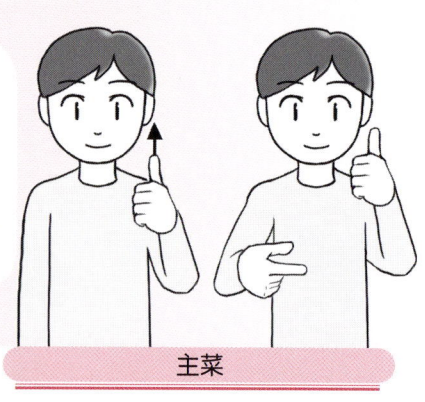
主菜

肉、魚、卵、大豆および大豆製品など蛋白質が多い料理です。

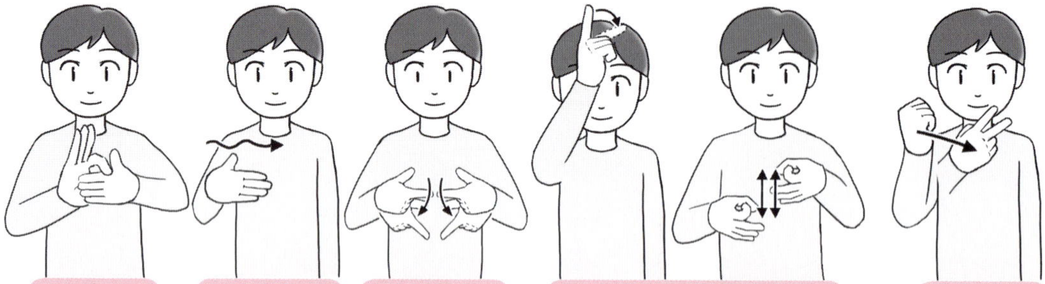

| 肉 | 魚 | 卵 | 大豆 | また |

| 大豆製品 | など |

| 蛋白質 | 多い | 料理 |

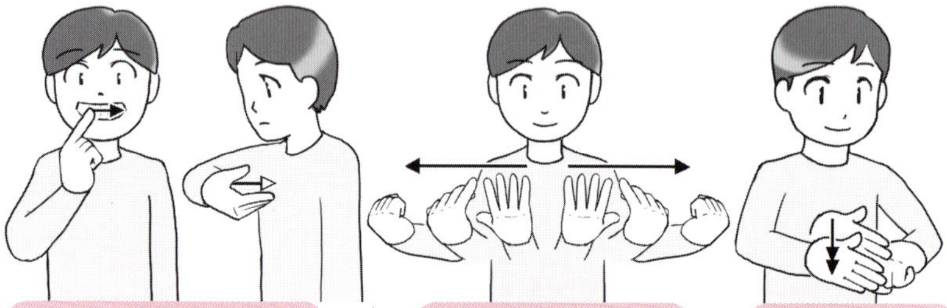

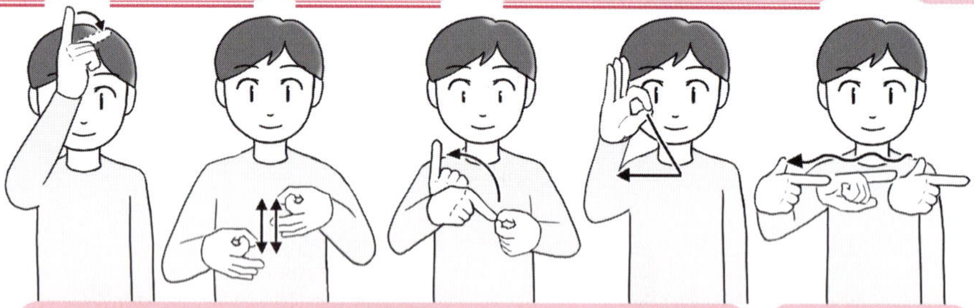

大豆製品の主なもの

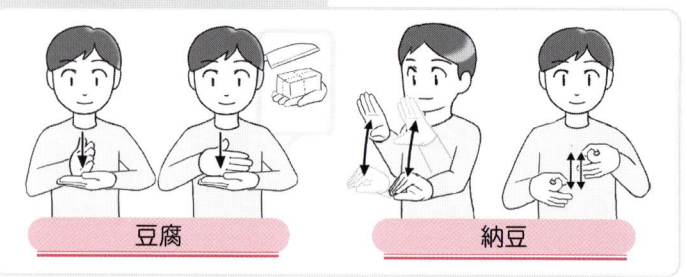

豆腐　　納豆

主菜は、多く食べないように注意しましょう。

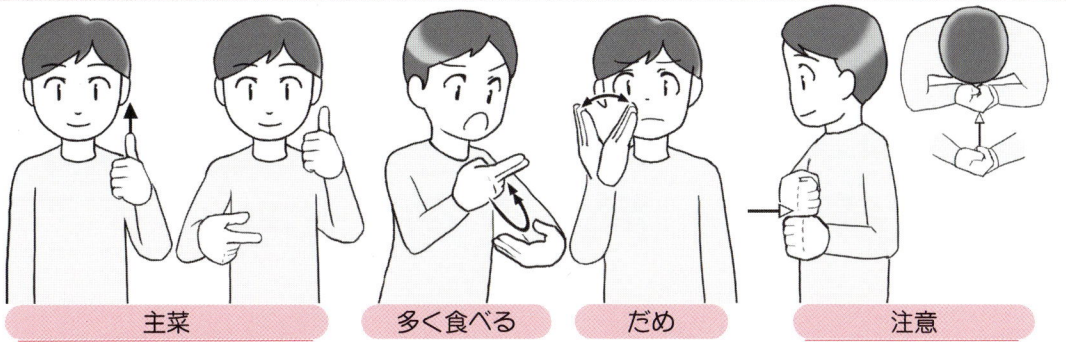

| 主菜 | 多く食べる | だめ | 注意 |

特に、天ぷらなどの油料理を多くとると、脂質やエネルギーが過剰になるので注意しましょう。

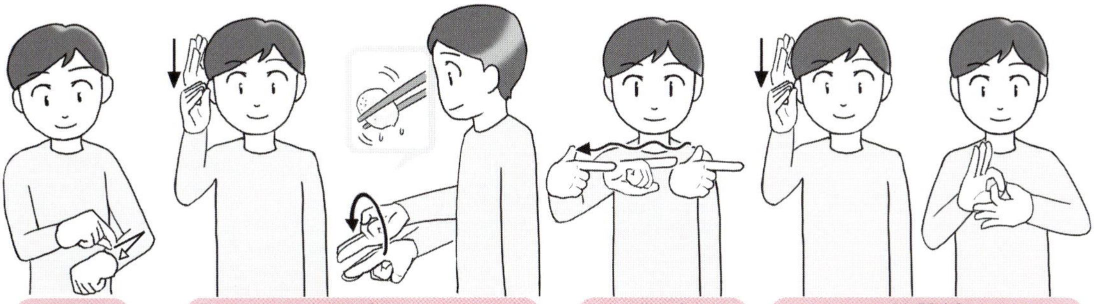

| 特に | 天ぷら | など | 油関係 |

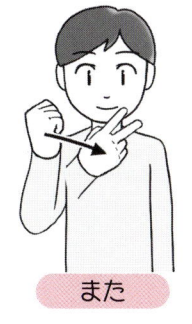 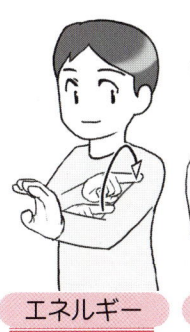 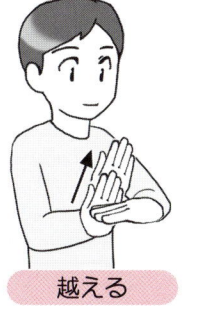 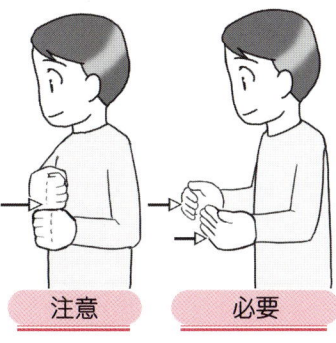

| 料理 | 山盛り | 食べる | 脂質 |

| また | エネルギー | 越える | 注意 | 必要 |

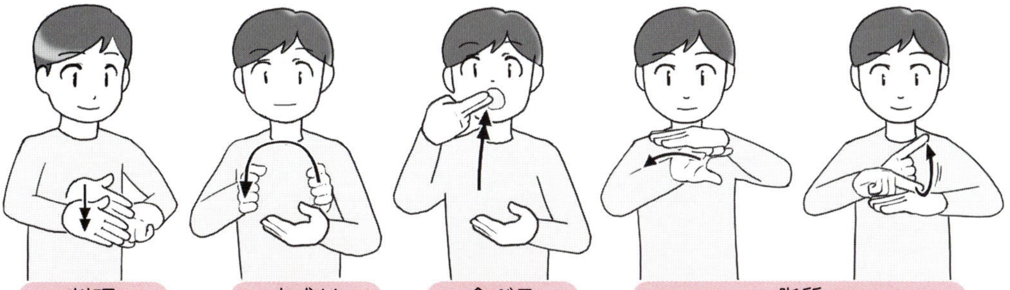

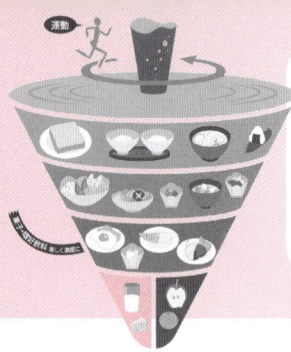

牛乳・乳製品

牛乳・乳製品は、カルシウムの供給源である、牛乳、ヨーグルト、チーズなどが含まれます。

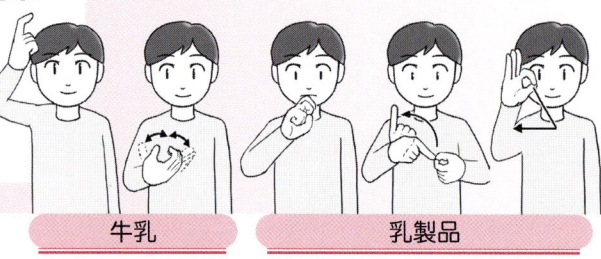

牛乳、ヨーグルト、チーズなどカルシウムを多く含んでいるものです。

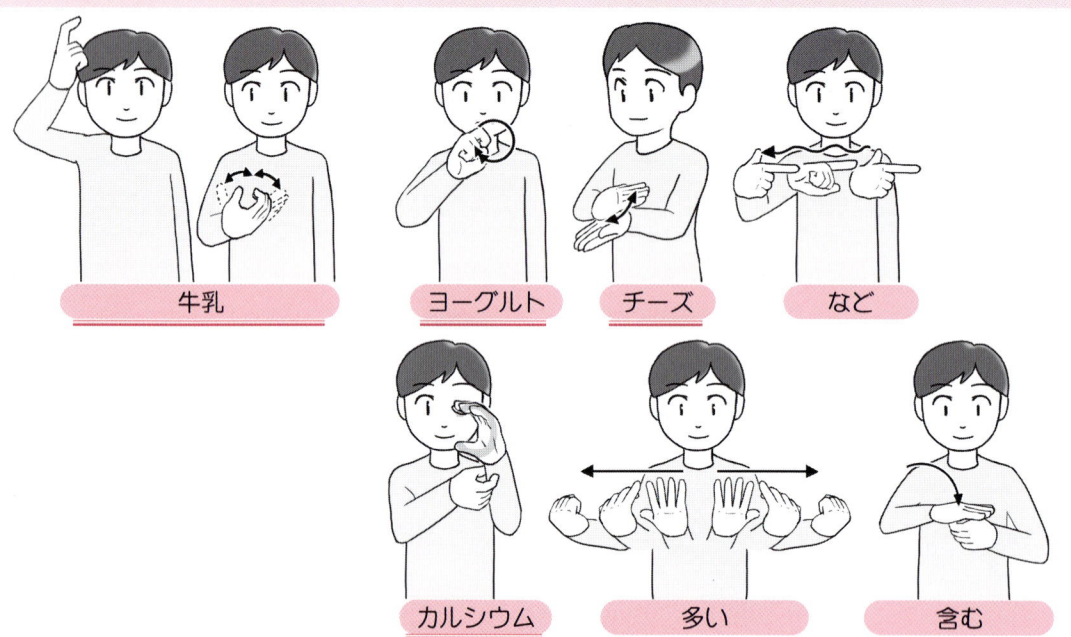

牛乳は毎日コップ1杯くらい飲みましょう。

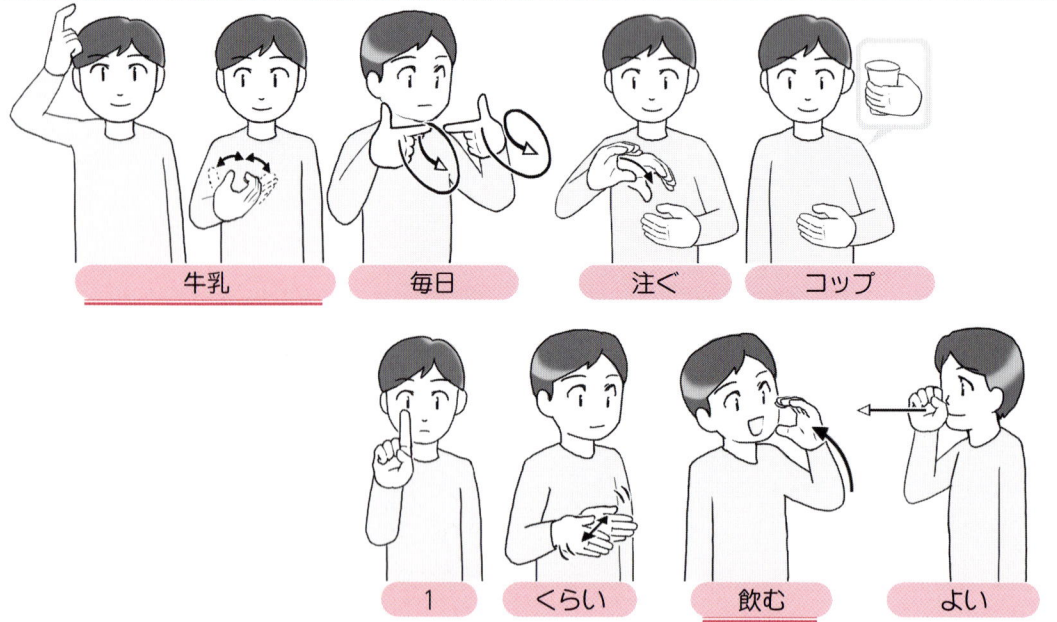

32

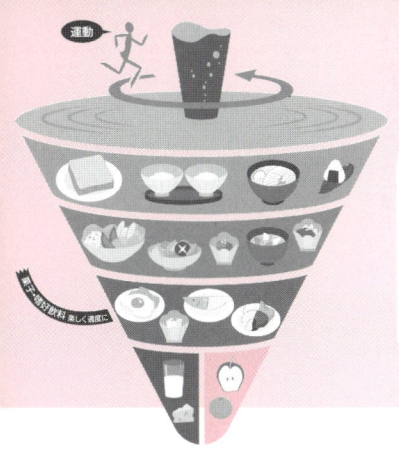

果物

果物は、ビタミンC、カリウムなどの供給源である、リンゴ、ミカンなどの果物およびスイカ、イチゴなどの果実的な野菜が含まれます。

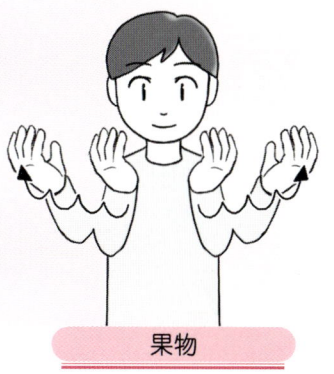

果物

リンゴなら1日に1個まで、ミカンなら1日に2個までです。

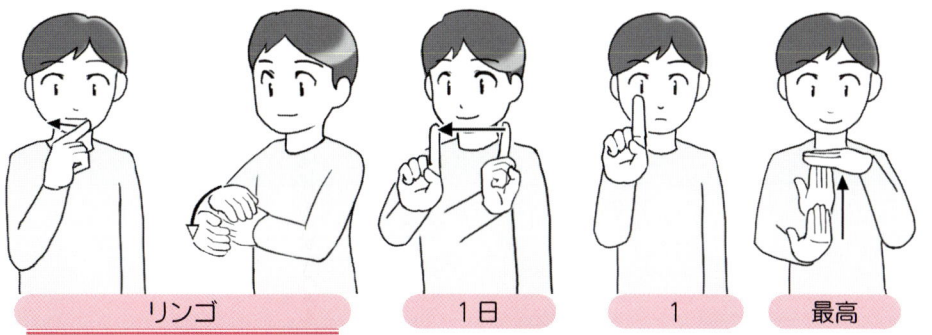

| リンゴ | 1日 | 1 | 最高 |

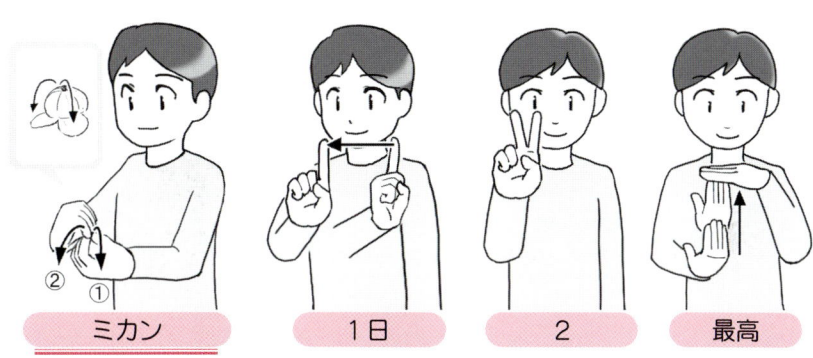

| ミカン | 1日 | 2 | 最高 |

両方食べたい時はそれぞれの量を半分にしましょう。

33

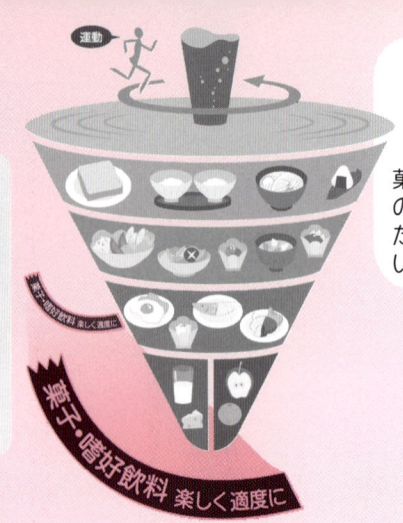

菓子・嗜好飲料
（菓子・アルコール・ジュースなど）

菓子・嗜好飲料は食生活の中で楽しみとしてとらえられ、食事全体の中で適度にとる必要があることから、イラスト上ではコマを回すためのヒモとして表現し、「楽しく適度に」というメッセージがついています。1日200kcal程度を目安にしてください。

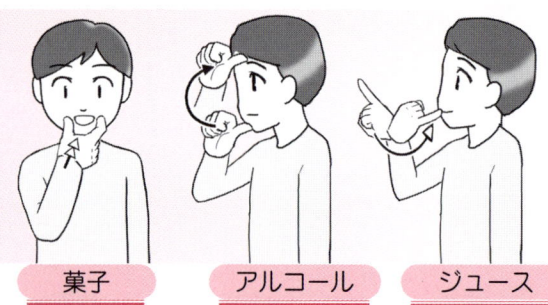

1日200キロカロリーまでにしましょう。

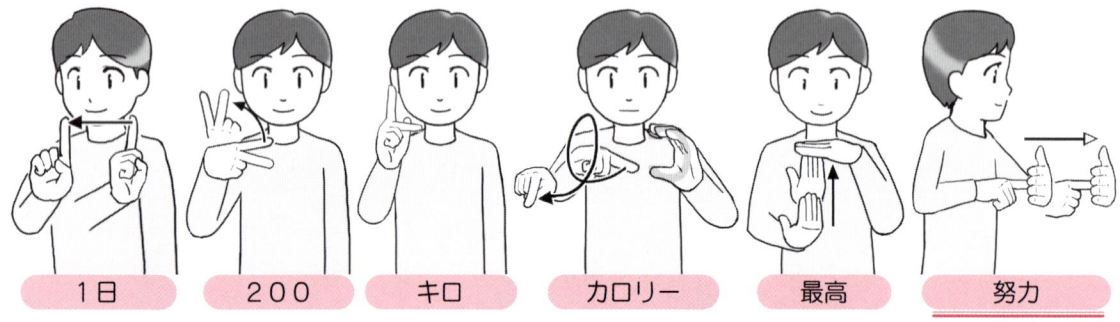

アルコールの主なもの

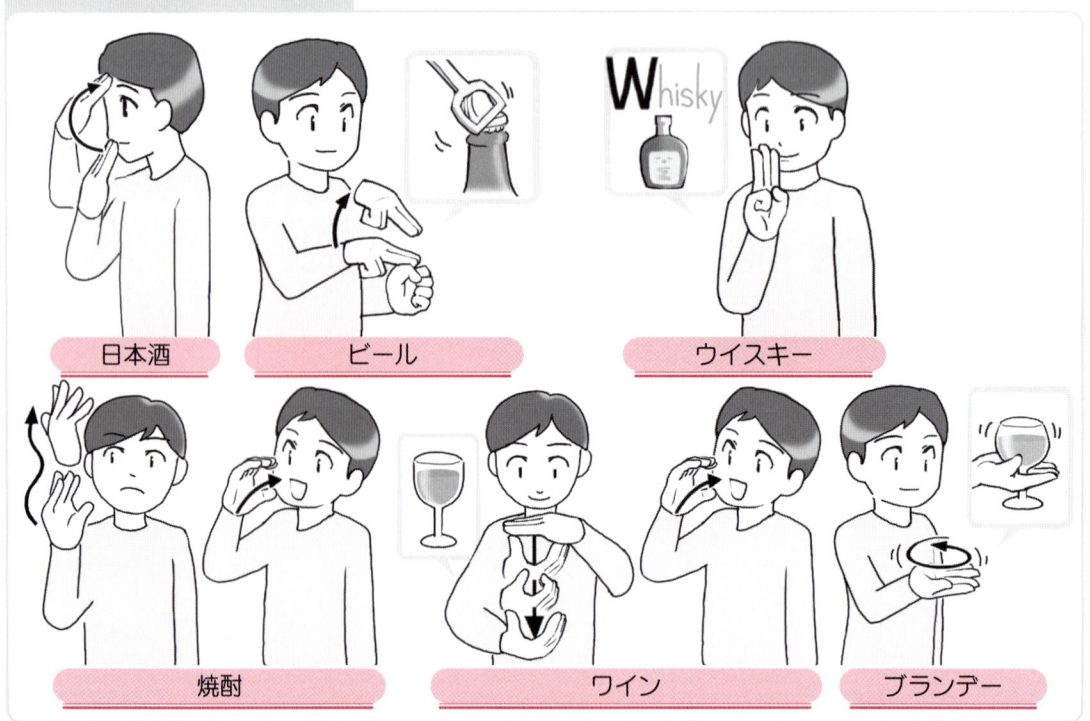

とり過ぎに注意！

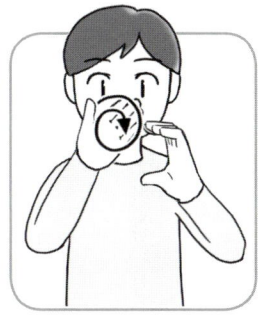
糖分

甘い菓子やケーキだけを我慢してもだめです。
果物にも糖分が多く含まれているので注意が必要です。

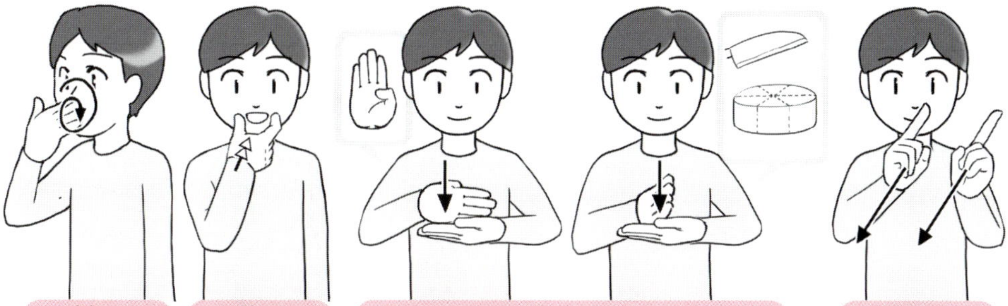

| 甘い | 菓子 | ケーキ | 減らす |

| 我慢 | だけ | だめ | 果物 | 糖分 |

| 多い | 含む | 超える | 注意 | 必要 |

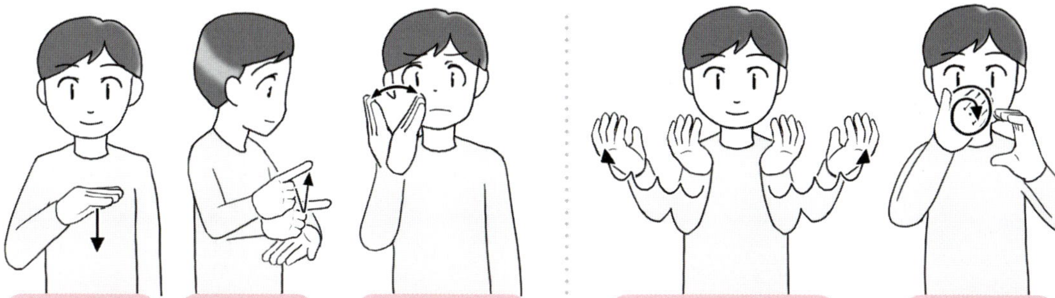

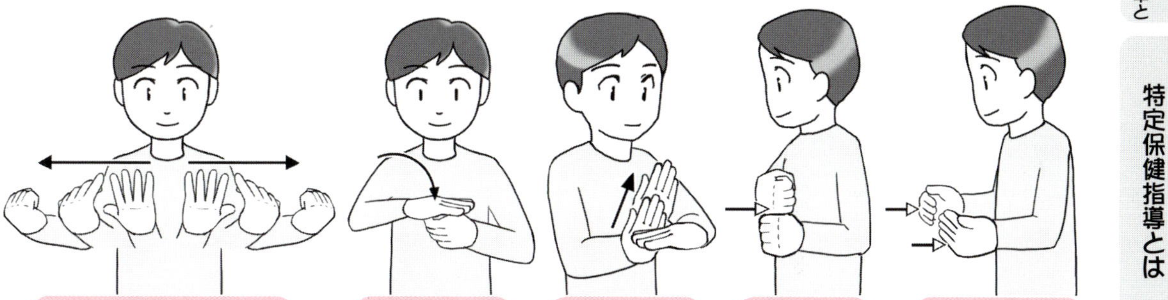

生活習慣病予防のための標語

特定健康診査・特定保健指導の要点

特定健康診査とは

メタボリックシンドローム診断基準と特定保健指導階層化基準

特定保健指導とは

35

アルコールも、体内では糖分になるので、量を多く摂らないように注意しましょう。

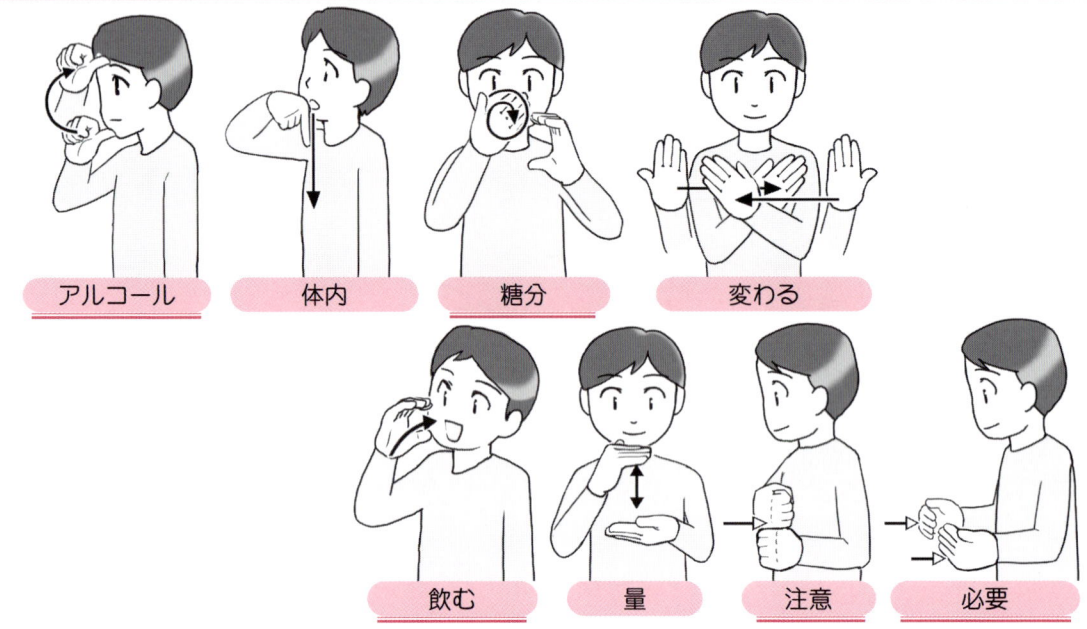

脂質

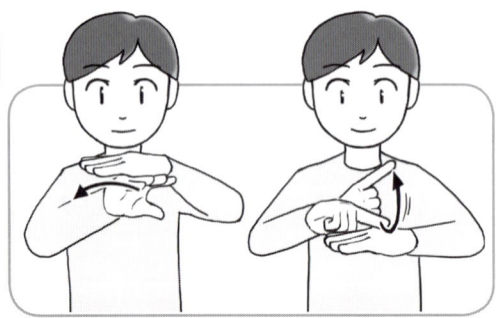

天ぷらなどは減らせますが、それだけでなく、マヨネーズやドレッシングにも脂質が多く含まれています。
ドレッシングはノンオイルのものを選んで使いましょう。

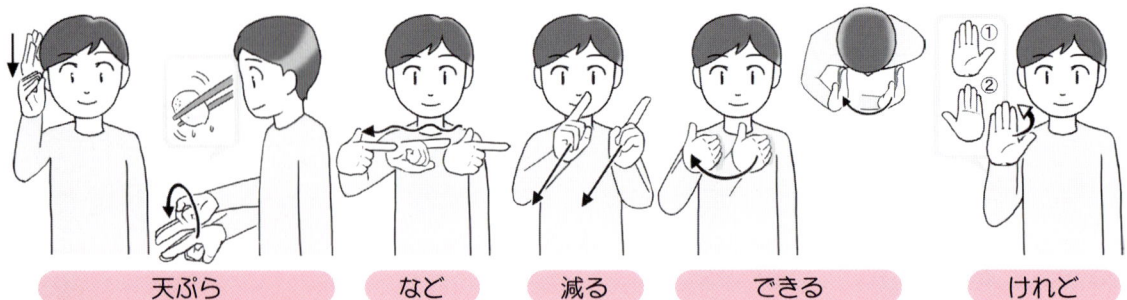

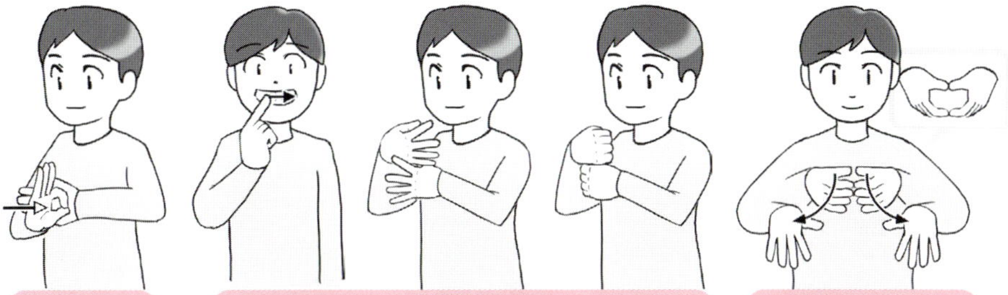

| 例 | マヨネーズ | ドレッシング |

| 脂質 | 多い | 含む |

| ドレッシング | ノンオイル | 選ぶ | かける | よい |

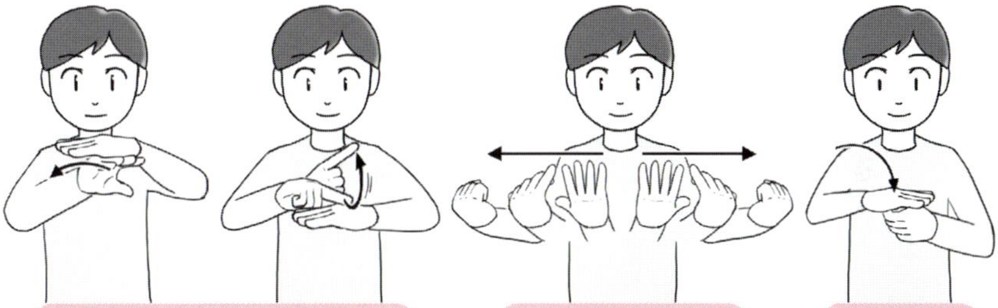

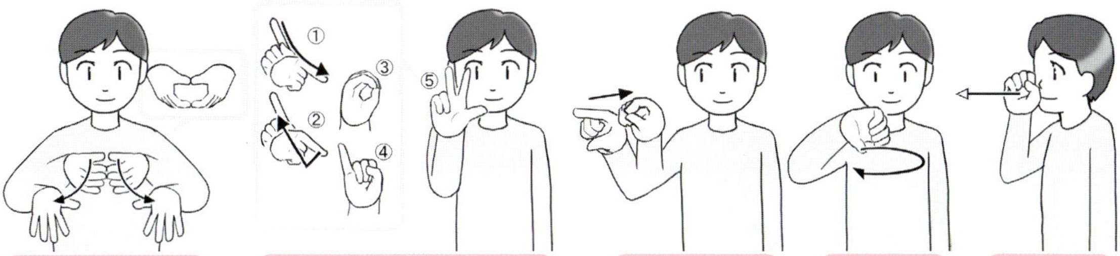

生クリームにも脂質が多く含まれています。ケーキなどの食べ過ぎに注意しましょう。

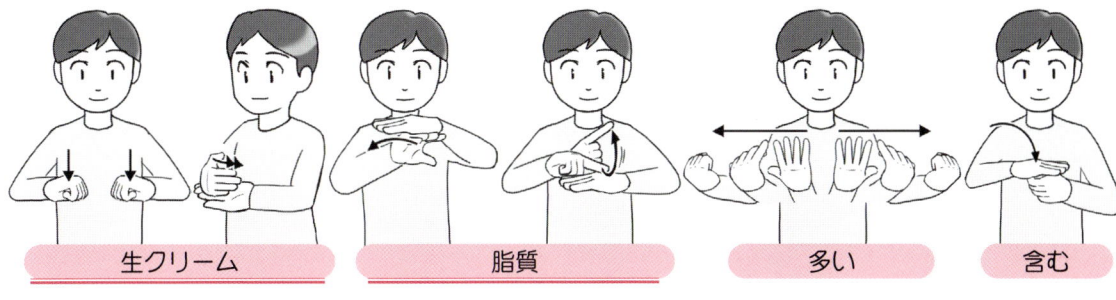

| 生クリーム | 脂質 | 多い | 含む |

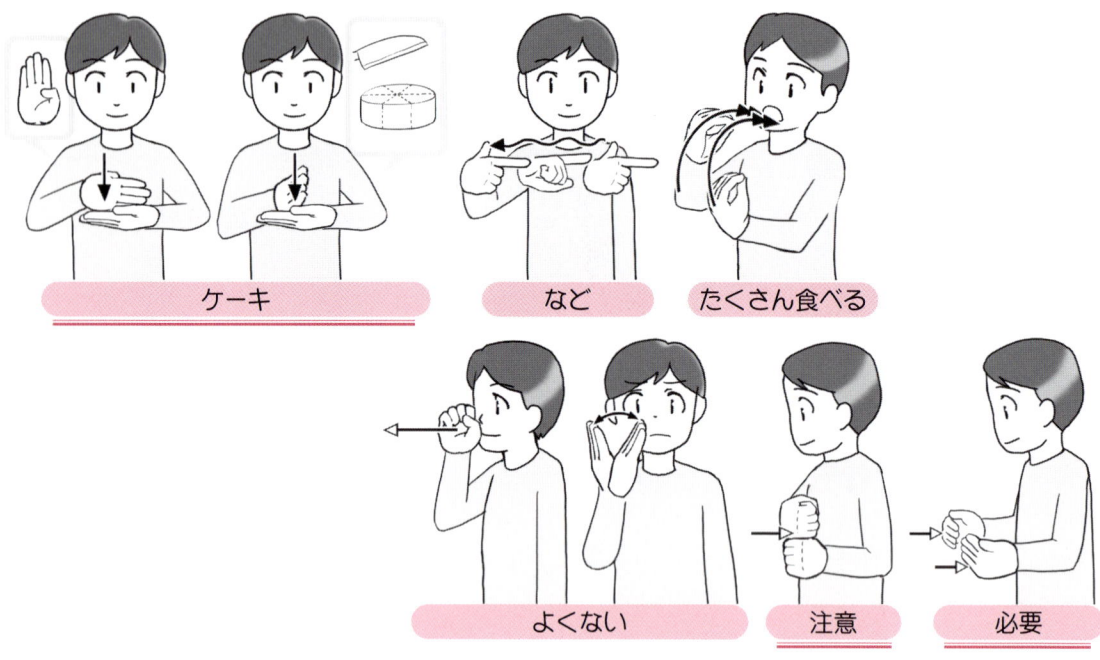

全体に…

多く食べたり飲んだりした時は、翌日や翌々日には摂らないように調節するのがよいでしょう。

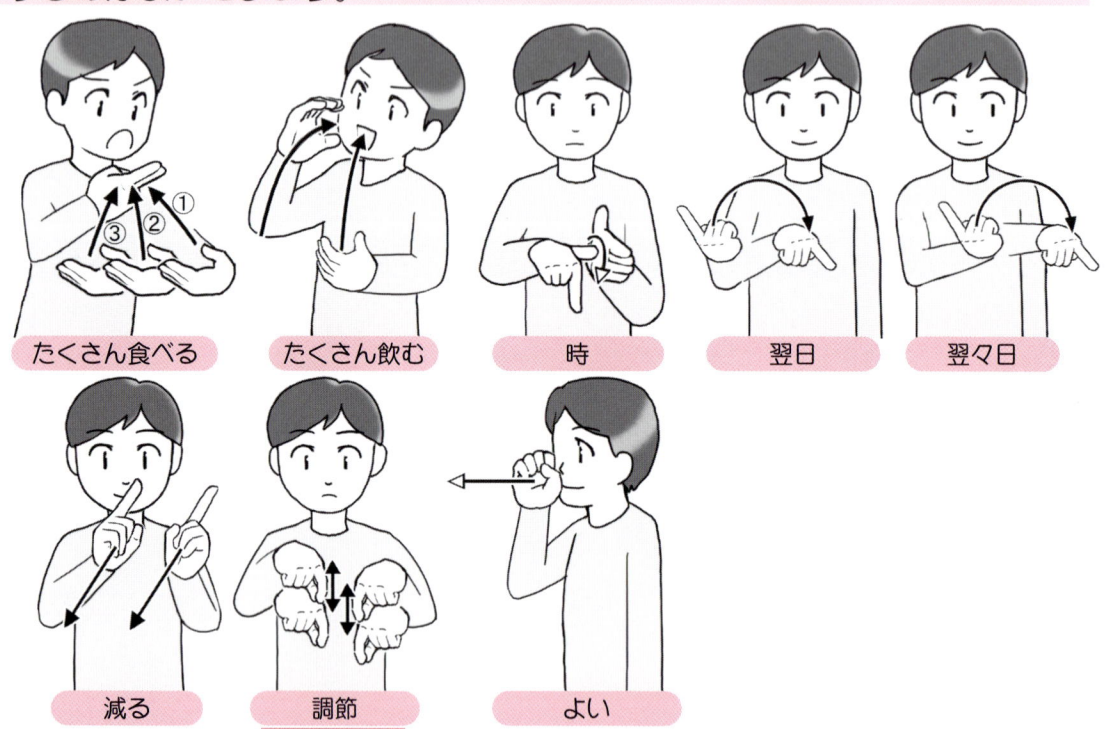

▼ 主な料理のエネルギー量（kcal）

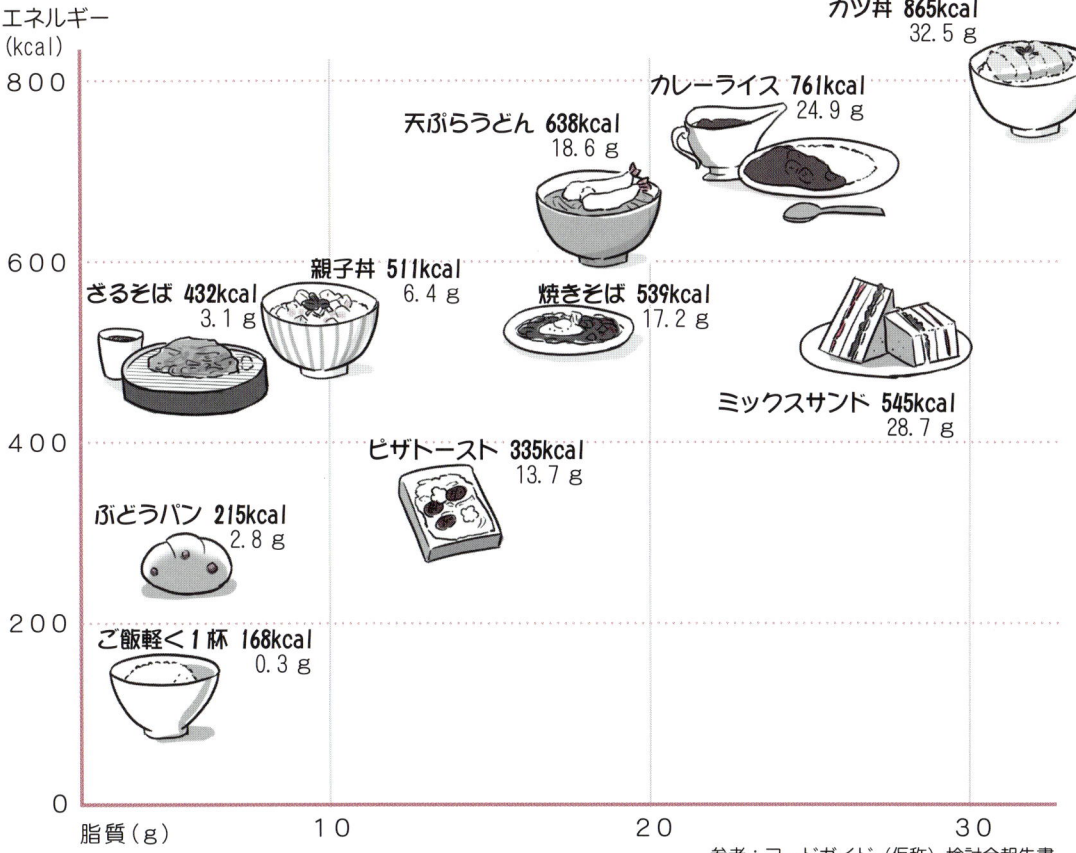

参考：フードガイド（仮称）検討会報告書

1日50kcal（マヨネーズ大さじ半分）を毎日余分に摂取すると5年後には…

50kcal × 365日×5年 ≒ 90,000kcal
脂肪1kgに相当するエネルギー量は7,000kcalなので
90,000kcal ÷ 7,000kcal ＝12.9kg

なんと脂肪12.9kg分が増えます！

▼ 菓子類のエネルギー量（kcal）

▼ アルコールのエネルギー量（kcal）

参考：「食事バランスガイド」を活用した栄養教育・食育実践マニュアル

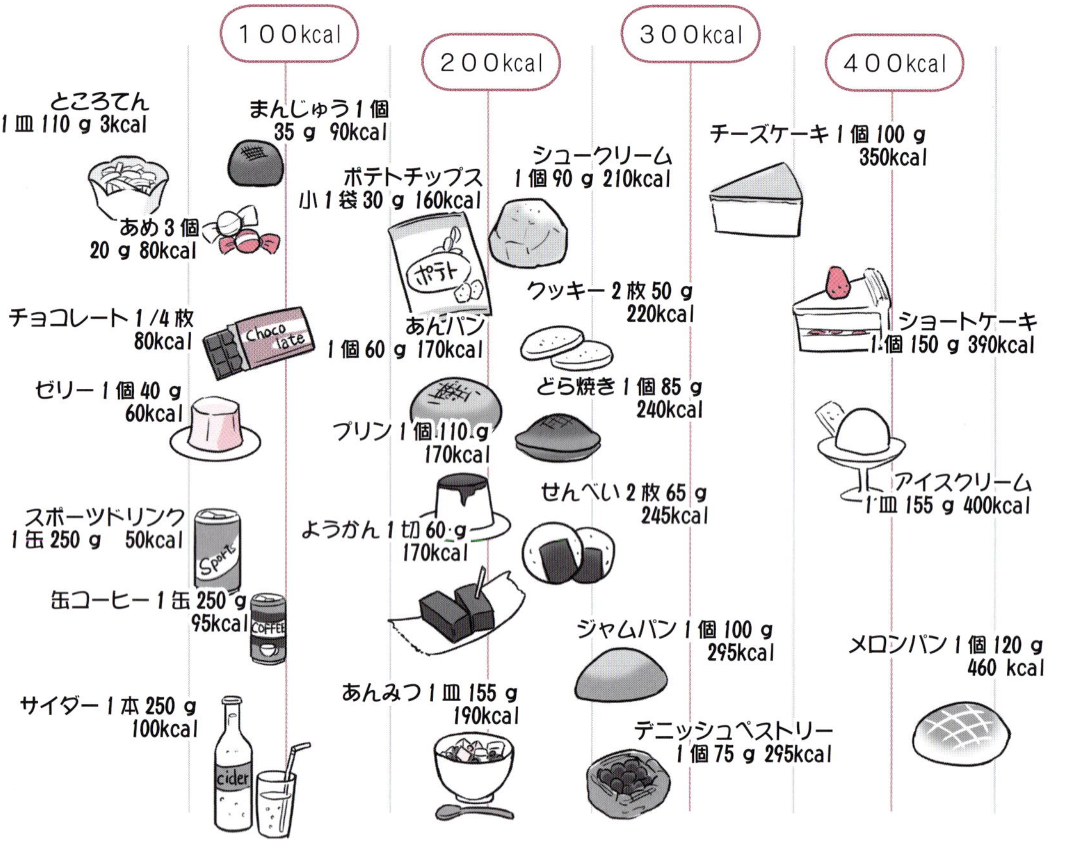

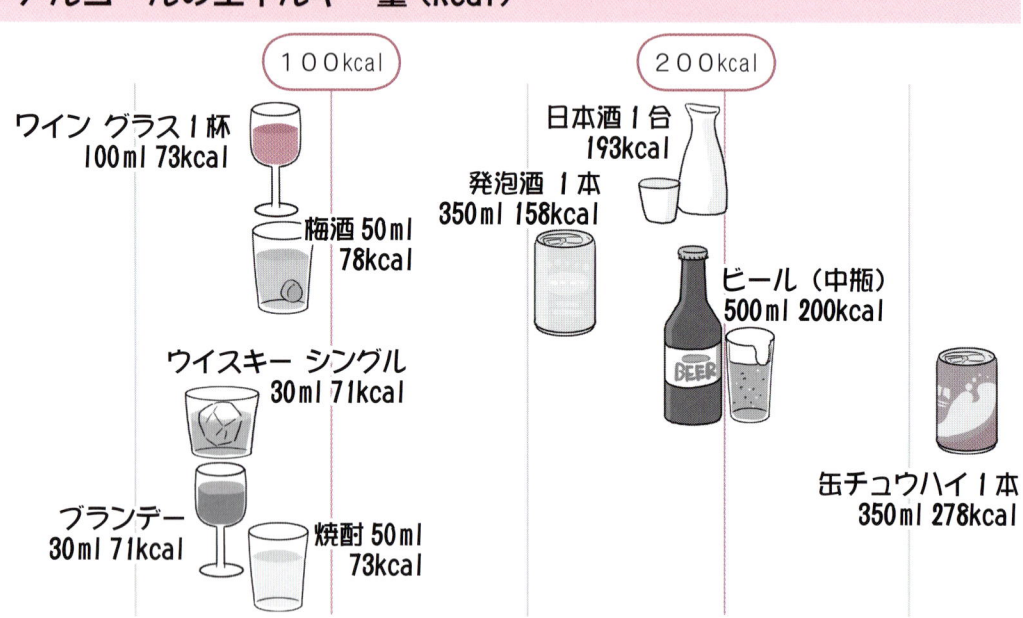

しっかり禁煙(きんえん)

　タバコは多くの有害物質を含み、健康にさまざまな悪影響をおよぼします。喫煙は、がんになる危険性が高いだけでなく、動脈硬化を進行させ、脳卒中や虚血性心疾患のリスクも高めます。

　さらには、タバコの煙は喫煙により直接吸い込まれる「主流煙(しゅりゅうえん)」と、火がついた部分から立ち上る「副流煙(ふくりゅうえん)」とにわけられますが、有害物質は「副流煙」の方に2～4倍以上多く含まれており、タバコの煙によって家族や周囲の人々が病気になる確率も高くなっています。

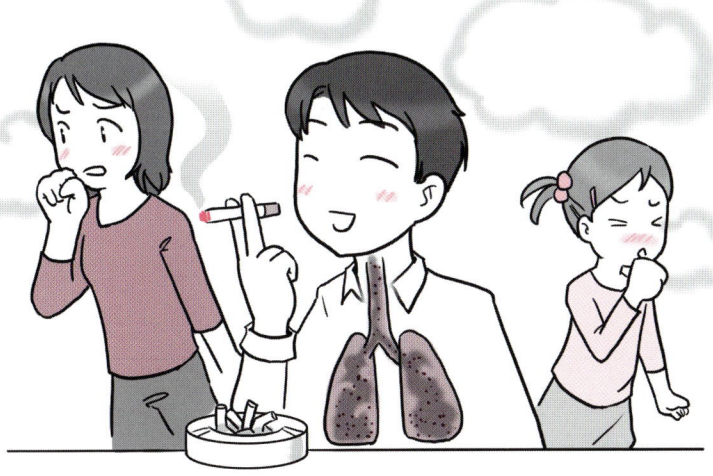

タバコの害を知っていますか？

しっかり禁煙

タバコ煙には２００種類以上の有害物質が含まれている。

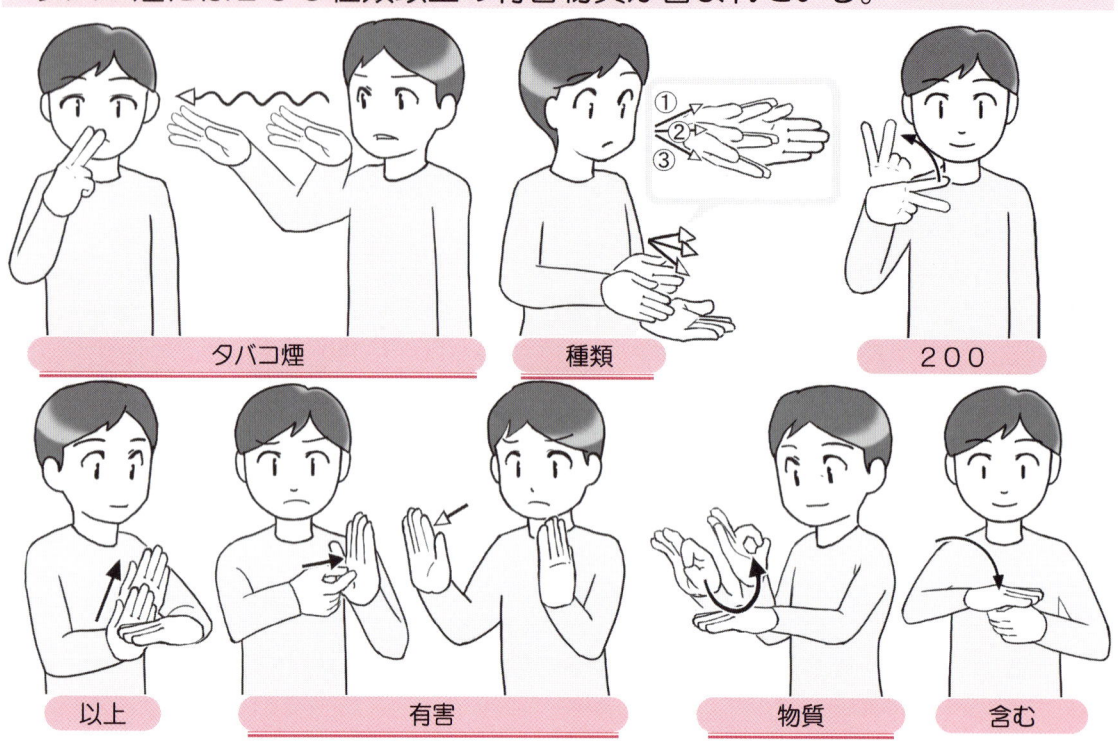

タバコ煙の主な有害物質は、タールのような発がん物質、ニコチンなどである。

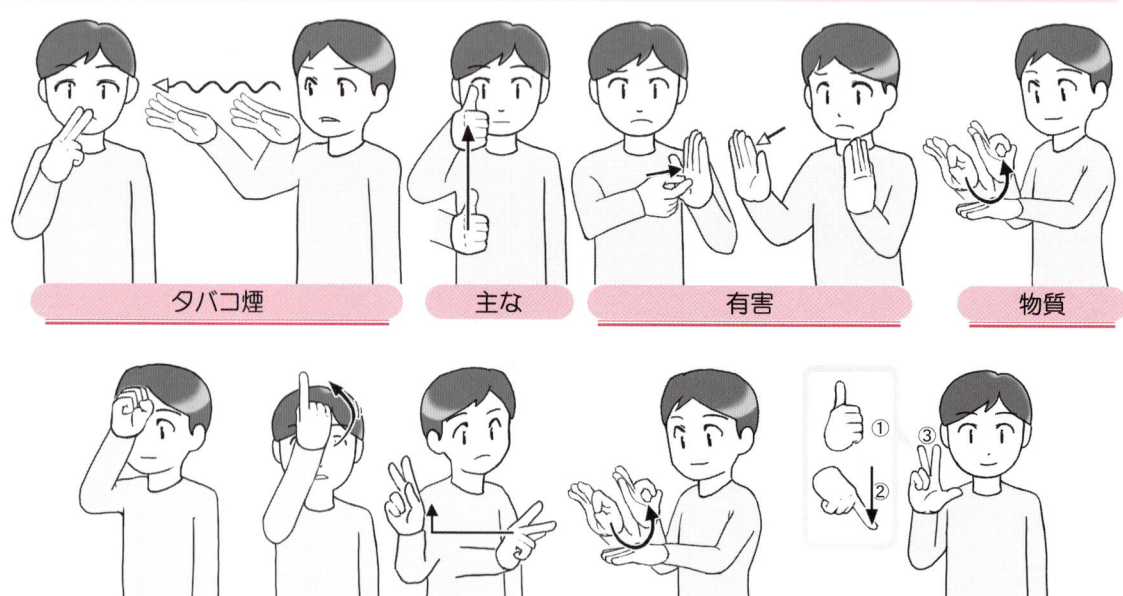

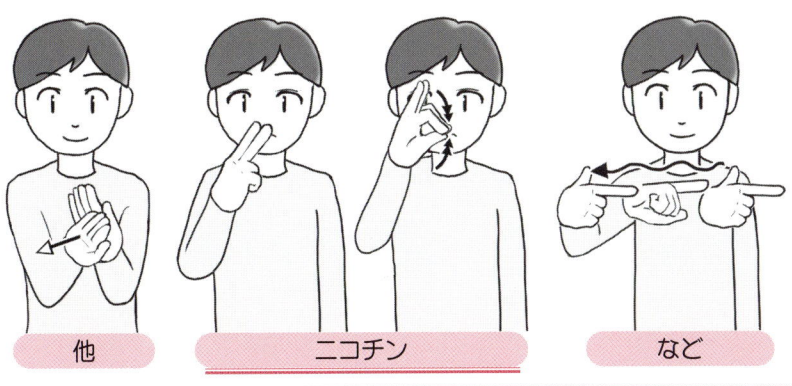

タール
黄色いタバコのヤニがタールです。タバコを吸っている人の歯が黄色っぽいのはタールが歯に貼り付いているからです。タールは約４０種類の発がん性物質を含んでおり、肺がんや喉頭がん等、多くのがんを引き起こします。

ニコチン
依存性があり、タバコをやめにくくしている原因物質です。
血管を収縮させたり胃液の分泌を促進する作用があり、胃潰瘍や十二指腸潰瘍を引き起こします。
また心臓の動きを不必要に早くしたり、動脈硬化を引き起こします。

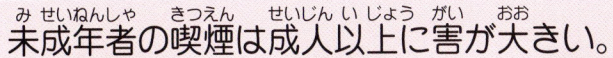

未成年者の喫煙は成人以上に害が大きい。

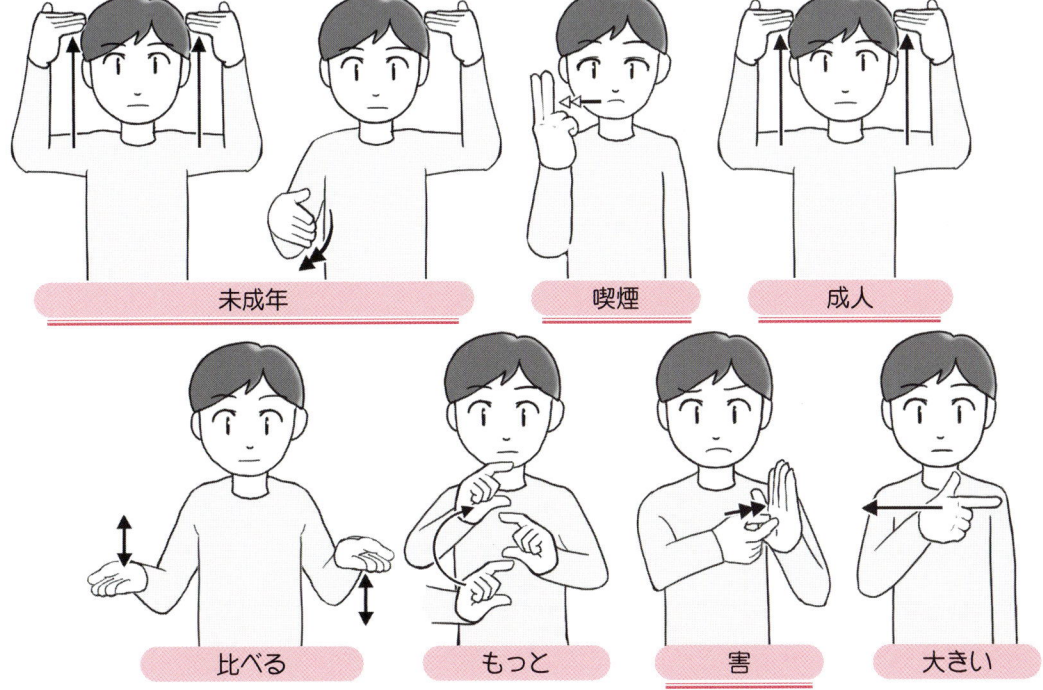

タバコ煙は気管支喘息の誘因になる。

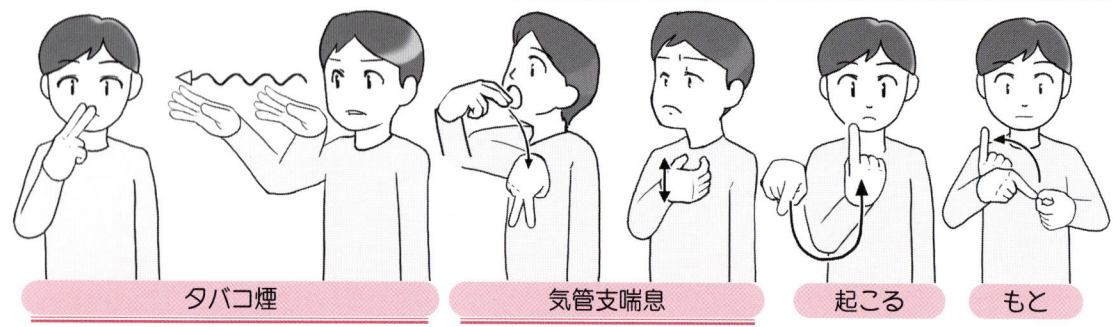

タバコ煙　　　気管支喘息　　　起こる　　　もと

喫煙は歯周病の原因である。

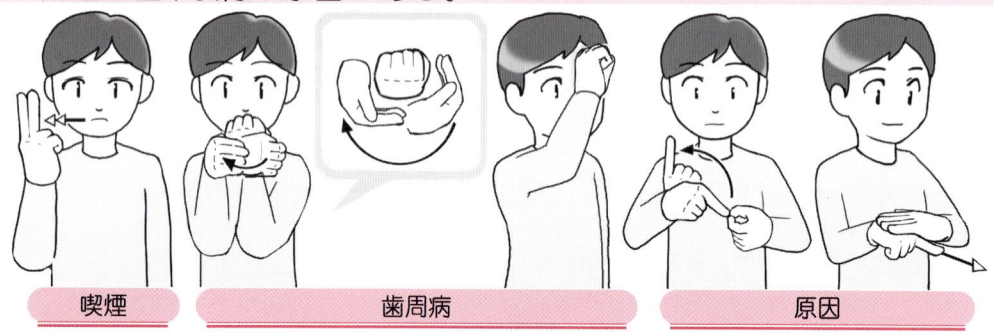

喫煙　　　歯周病　　　原因

喫煙者はアルツハイマー病や認知症にかかりやすい。

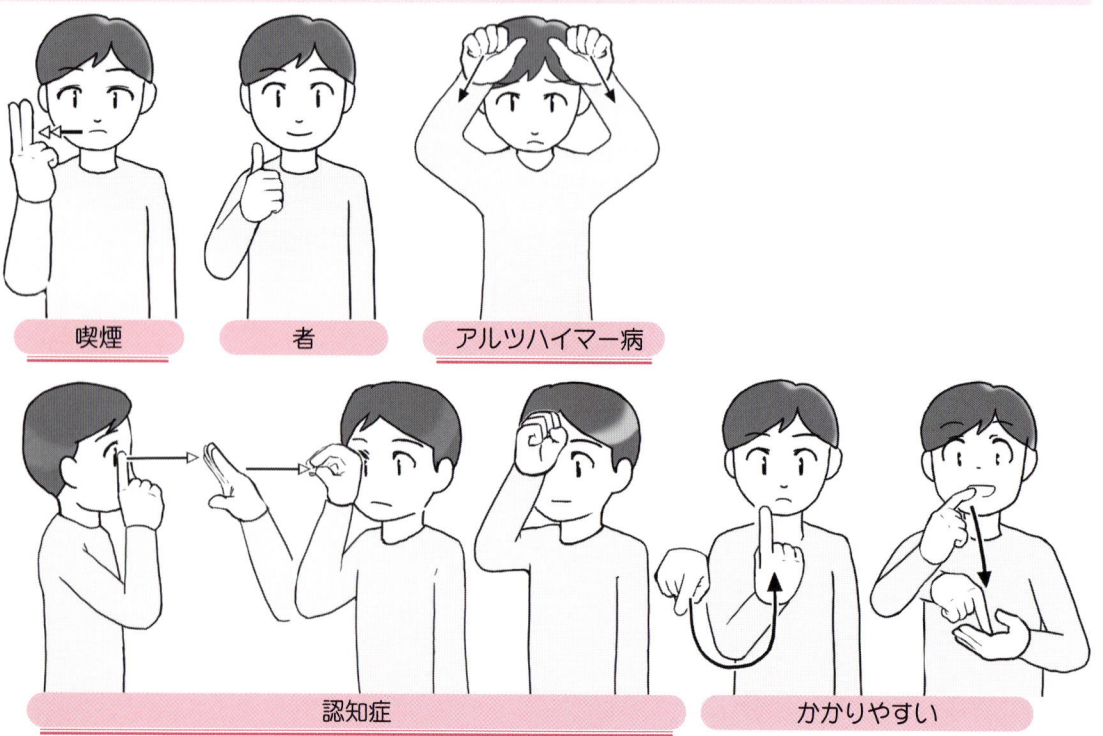

喫煙　　　者　　　アルツハイマー病

認知症　　　かかりやすい

喫煙者は皮膚の老化が非喫煙者より早い。

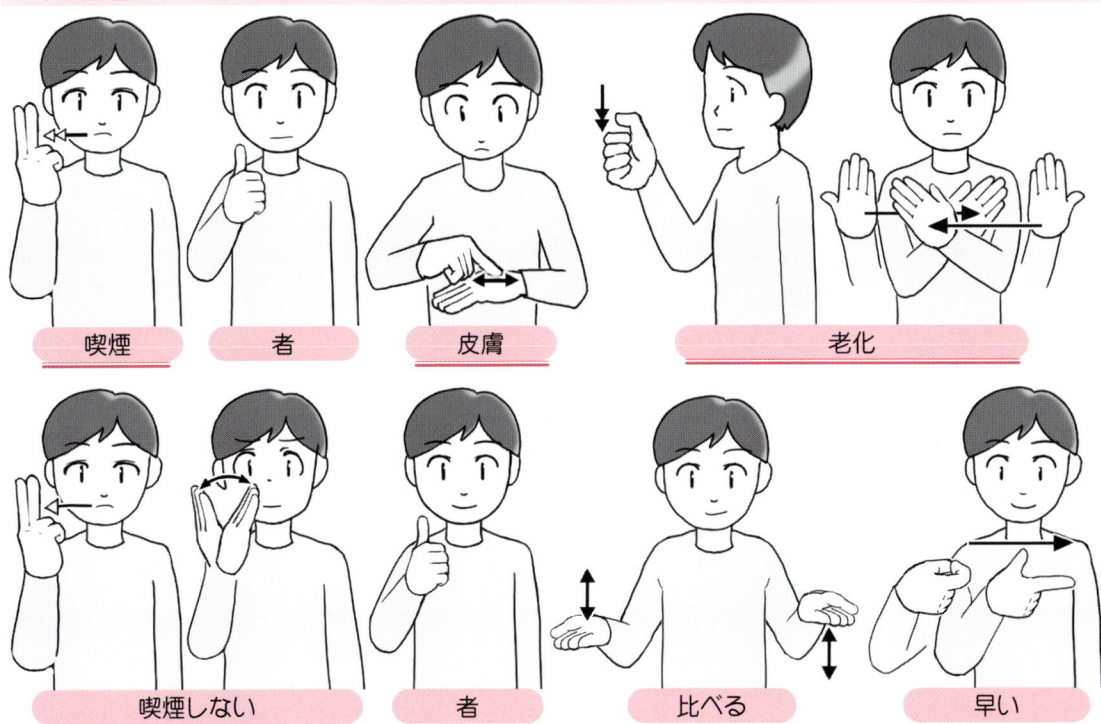

喫煙者の平均寿命は非喫煙者より約3年短い。

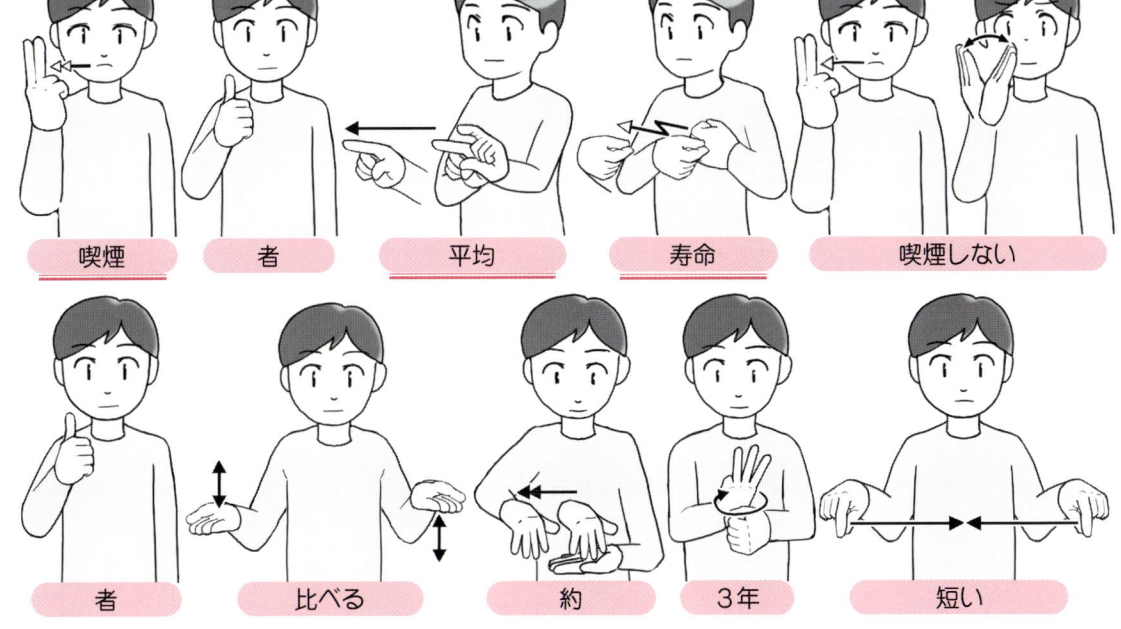

喫煙妊婦では妊娠の異常が起こりやすい。

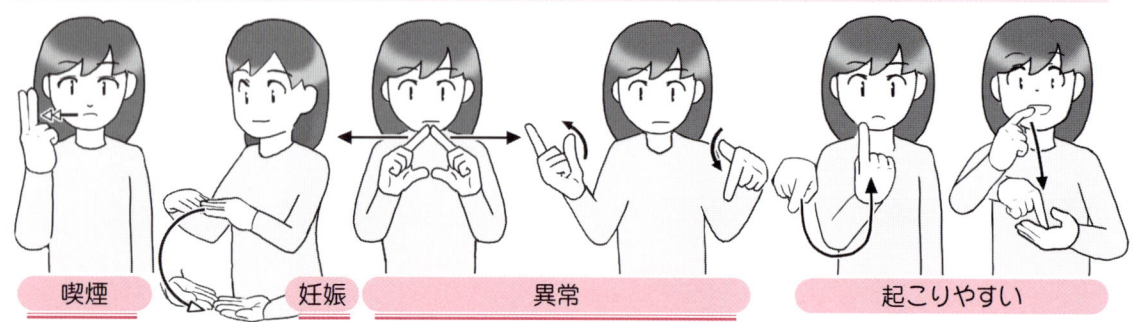

喫煙　　妊娠　　異常　　起こりやすい

禁煙すると時間が経つにつれ、危険性が低下する。

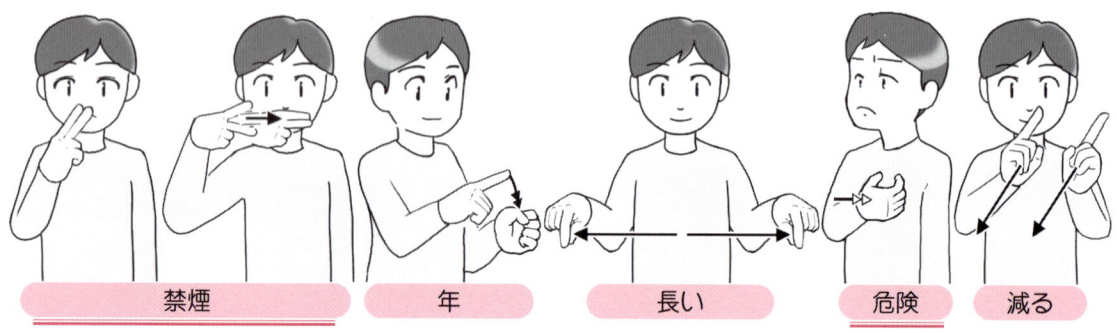

禁煙　　年　　長い　　危険　　減る

タバコの害はもっとあります！

- タバコは肺がんの主な原因である（男性では７０％）。
- 喫煙は肺がんのほか、口腔がん、喉頭がん、食道がん、胃がん、肝臓がん、膵臓がん、膀胱がん、子宮頸がんなどの原因である。
- 喫煙者は慢性気管支炎や肺気腫にかかりやすい。
- 喫煙者は心筋梗塞などの心臓病にかかりやすい。
- 喫煙者は脳卒中にかかりやすい。
- 喫煙者は胃潰瘍にかかりやすく、再発しやすい。
- 副流煙の方が主流煙より有害性が高い。
- 受動喫煙でも肺がんにかかることがある。
- 喫煙の依存性はニコチンによる。
- 両親、特に母親の喫煙は新生児、幼児の肺炎やその他の呼吸器疾患の原因になる。

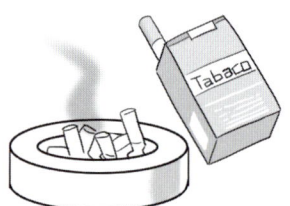

厚生労働省健康局標準的な健診・保健指導の在り方に関する検討会資料（保健指導における学習教材集・確定版）

▼ 吸っていないのに病気の危険にさらされる！！

自分は吸っていないのに、吸いたいわけでもないのに、他人のタバコの煙を吸うことを「 受動喫煙（じゅどうきつえん） 」といいます。

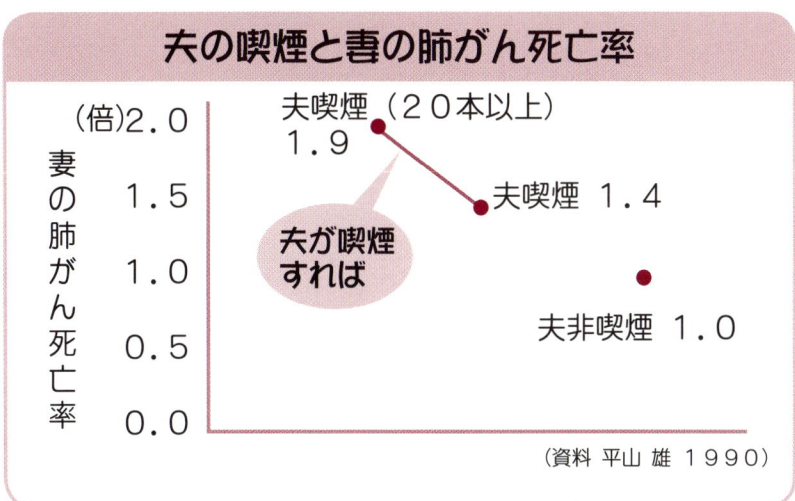

夫の喫煙と妻の肺がん死亡率
（資料 平山 雄 1990）

軽いタバコなら大丈夫？

　低ニコチン、低タールというのは、特別な葉を使っているわけではなく、タバコの茎を少し混ぜ、フィルターの材質を変え、巻く紙に小さな穴をあけて、空気を取り入れることで、薄めているだけなのです。

　ですから、フィルターを通して吸っている空気は少し薄まっている一方、副流煙については、変わらないか、むしろあけられた穴によって増えているのです。

　発がん物質、有害物質は副流煙の方が多いとも言われていますから、低ニコチン、低タールといっても、決して安全なわけではありません。

　さらに、低ニコチン、低タールのタバコに変えると、1本を根元まで吸うようになるか、本数を増やすことでニコチンの摂取量を増やそうとしますから、結果的には意味がありません。

　周りの、喫煙しないのに煙を吸ってしまっている受動喫煙者には、低ニコチンでも、低タールでも、全く関係なく、悪影響なのです。

　軽いタバコは味が軽いだけで、害まで軽いわけでは決してないのです。

病気と喫煙の関係

非喫煙者に比べてこんなにもリスクが高い！

しっかり禁煙

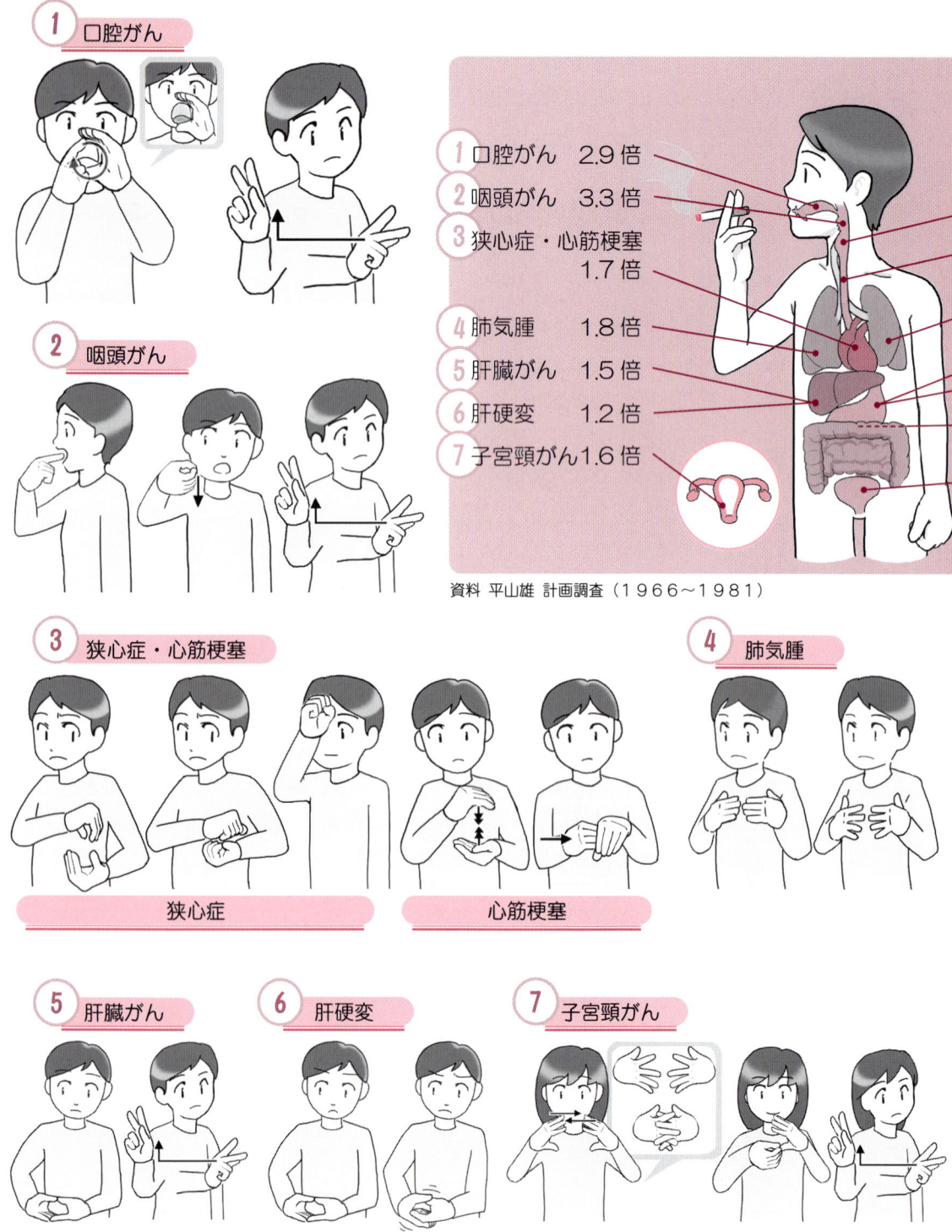

1 口腔がん
2 咽頭がん
3 狭心症・心筋梗塞
　狭心症　　心筋梗塞
4 肺気腫
5 肝臓がん
6 肝硬変
7 子宮頸がん

1 口腔がん　　　2.9倍
2 咽頭がん　　　3.3倍
3 狭心症・心筋梗塞
　　　　　　　　1.7倍
4 肺気腫　　　　1.8倍
5 肝臓がん　　　1.5倍
6 肝硬変　　　　1.2倍
7 子宮頸がん　　1.6倍

資料 平山雄 計画調査（１９６６〜１９８１）

48

8	喉頭がん	32.5倍
9	食道がん	2.2倍
10	肺がん	4.5倍
11	胃がん	1.5倍
12	胃・十二指腸潰瘍	1.9倍
13	膵臓がん	1.6倍
14	膀胱がん	1.6倍

8 喉頭がん

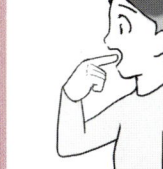

9 食道がん

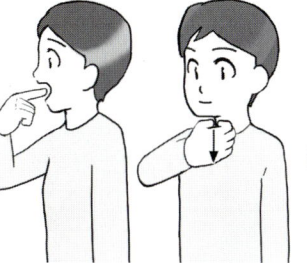

10 肺がん

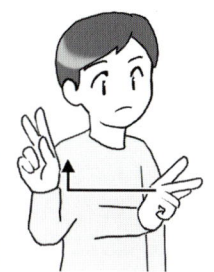

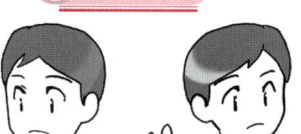

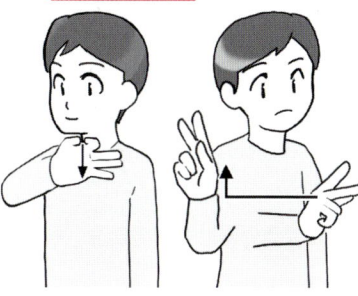

11 胃がん

12 胃・十二指腸潰瘍

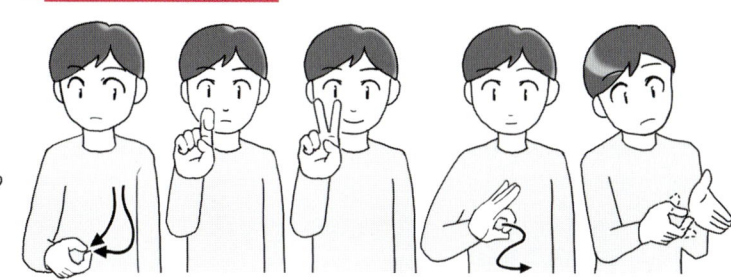

13 膵臓がん

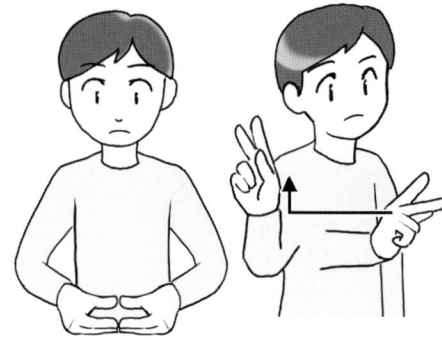

14 膀胱がん

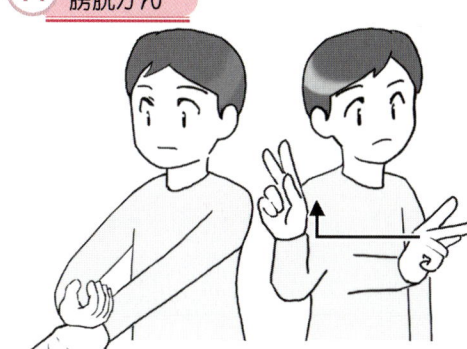

▼ 喫煙指数って何？

ブリンクマン指数と呼ばれていますが、指数が高くなるにつれてがんにかかる危険度が高くなります。

ブリンクマン指数（喫煙歴）＝（１日の喫煙本数）×（喫煙年数）

例えば２０歳から喫煙を始めた現在３５歳の人で、１日平均２箱吸う人の場合は４０×１５＝６００となります。

４００以上で肺がんが発生しやすい状況になり、６００以上の人は肺がんの高度危険群といわれています。また、１２００以上で喉頭がんの危険性が極めて高くなるといわれています。

また、肺がん発生リスクは、喫煙開始年齢が早ければ早いほど、喫煙継続年数が長ければ長いほど、喫煙量が多ければ多いほど、その倍率は高くなることが知られています。

▼ FTND（ファガストロームニコチン依存度テスト）で依存度を調べよう！

	質問	0点	1点	2点
1	朝、目覚めてから何分位で最初のタバコを吸いますか？	３０分以後	３０分以内	
2	禁煙車にいると、禁煙することが我慢しづらくなりますか？	いいえ	はい	
3	一日の喫煙の中で、どんな時に吸うタバコが最もおいしいと思いますか？	決まっていない	朝の１本目	
4	一日に何本吸いますか？	１５本以内	１６〜２５本	２６本以上
5	午後に比べて午前中の方がより多くタバコを吸いますか？	いいえ	はい	
6	風邪で一日中寝ているような時にもタバコを吸いますか？	いいえ	はい	
7	タバコを肺まで深く吸い込みますか？	吸い込まない	時々吸い込む	いつも吸い込む
8	いつも吸っているタバコに含まれているニコチンの量はどれ位ですか？	0.9mg以下（低ニコチン）	1.0〜1.2mg（中ニコチン）	1.3mg以上（高ニコチン）

合計点数が…　　ニコチン依存度は…

「０〜３点」の人は・・・『低い』　比較的禁煙しやすいタイプですが油断は禁物です。自分なりの工夫をしながら、楽しく禁煙に挑戦してください。

「４〜６点」の人は・・・『中程度』　禁煙に成功するかしないかは、自分自身の禁煙に対する決意と禁煙達成への自信にかかっています。

「７点以上」の人は・・・『高い』　禁煙の過程で禁断症状が強く出る可能性がありますが、この期間をうまく乗り切ればゴールも間近になります。

▼ 自分でやめられなかったら禁煙外来に行こう！

▶ 喫煙は嗜好の問題ではなく、ニコチン依存症という「繰り返し治療が必要な慢性の病気」なので、1人でやめられない場合は「禁煙外来」で相談しましょう。健康保険で受診できます。

▶ 健康保険による禁煙治療は12週間に5回受診。呼気中の一酸化炭素濃度を測って喫煙状況を調べ、離脱症状を克服する指導や薬の処方を行います。

但し、健康保険を用いた禁煙治療を受けるには、下記の条件を受診者が全て満たさなければいけません。禁煙治療を受ける資格があるかどうかは事前に確認しておきましょう。

1．直ちに禁煙しようと考えていること
2．TDSニコチン依存度テストによりニコチン依存症と診断されていること
3．ブリンクマン指数（1日喫煙本数×喫煙年数）が200以上であること
4．禁煙治療を受けることを文書により同意していること

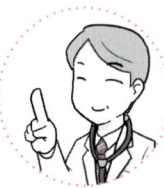

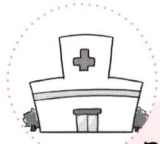

全国の禁煙外来
下記のホームページで全国の禁煙クリニックが検索できます。
日本禁煙学会
　http://www.nosmoke55.jp/nicotine/clinic.html
いい禁煙
　http://www.e-kinen.jp/search/index.html

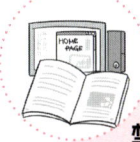

禁煙支援に役立つ資料

禁煙治療のための標準手順書（関連3学会）
　健康保険を用いた外来での禁煙治療について、その標準的な指導手順を示したマニュアル。以下の各学会のホームページからダウンロードができます。
日本循環器学会
　http://www.j-circ.or.jp/kinen/doctor/index.htm
日本肺癌学会
　http://www.haigan.gr.jp/modules/nosmoke
日本癌学会
　http://www.jca.gr.jp/e19.html

妊産婦と小さな子どもを持つお母さんに対する禁煙サポート指導者マニュアル
　妊産婦と小さな子どもを持つ母親に対する禁煙支援の方法を示したマニュアル。下記からダウンロードができます。
　http://www.kenkoukagaku.jp/jyouhou/tabako/tabako_non-smoking.html

「しっかり禁煙」で よく使う手話単語

害
左手掌に2指をつまんだ右手指先を2回つける

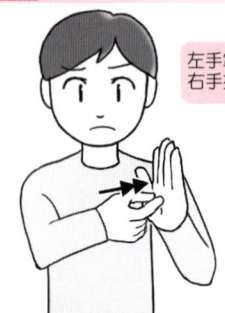

有害
左手掌に2指をつまんだ右手指先をつけ／左手を残して、右手を伸ばして前方に置く

無害
2指をつまんだ右手指先を左手掌につけ、／離しながら手をひろげる

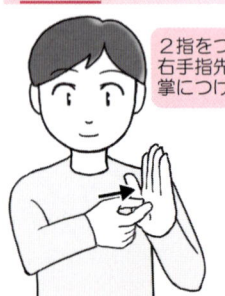

物質
右手2指をつまんで、左手甲につけて上にあげる

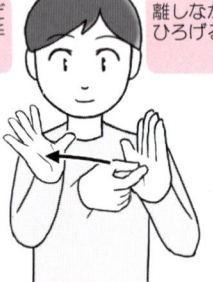

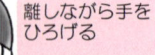

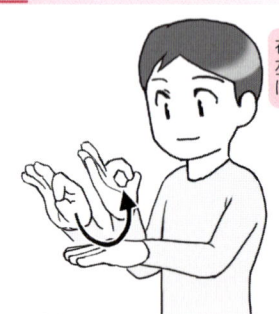

主流煙
口元に2指を伸ばした右手をつけ／喉に右手をつけ開きながら下におろす

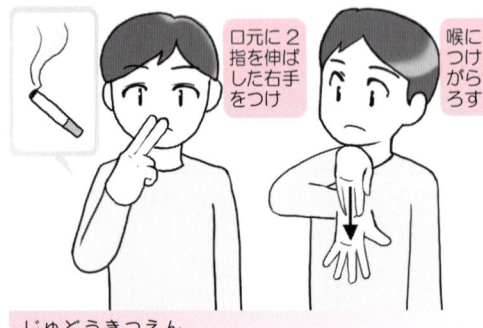

副流煙
口元に2指を伸ばした右手をつけ／口のあたりから右手をゆらしながら前に出す

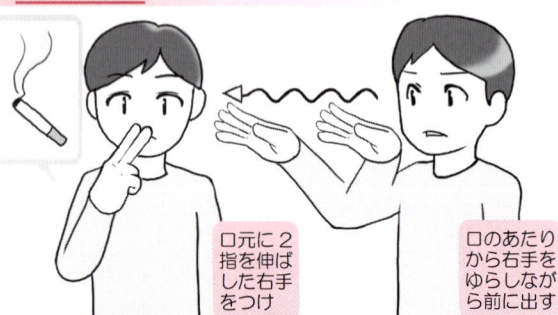

受動喫煙
2指を伸ばした右手を口元から前に出し／右手指先を顔に向けてゆらしながら近づける

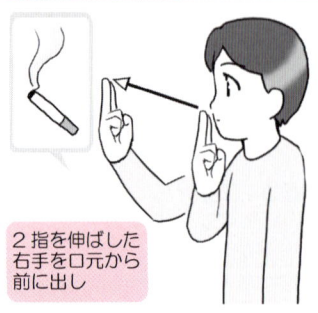

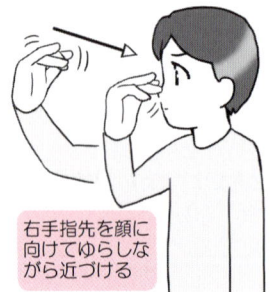

最後にクスリ

　生活習慣病といっても生活習慣以外にさまざまな要因が影響することもあるのです。

　運動を習慣づけ、食事に気をつけ、禁煙しても、改善しない場合は病院に行って診察を受け、薬を飲みましょう。

　但し、薬を飲むだけでなく、運動や食事等の生活習慣の改善も怠りなく続けましょう。

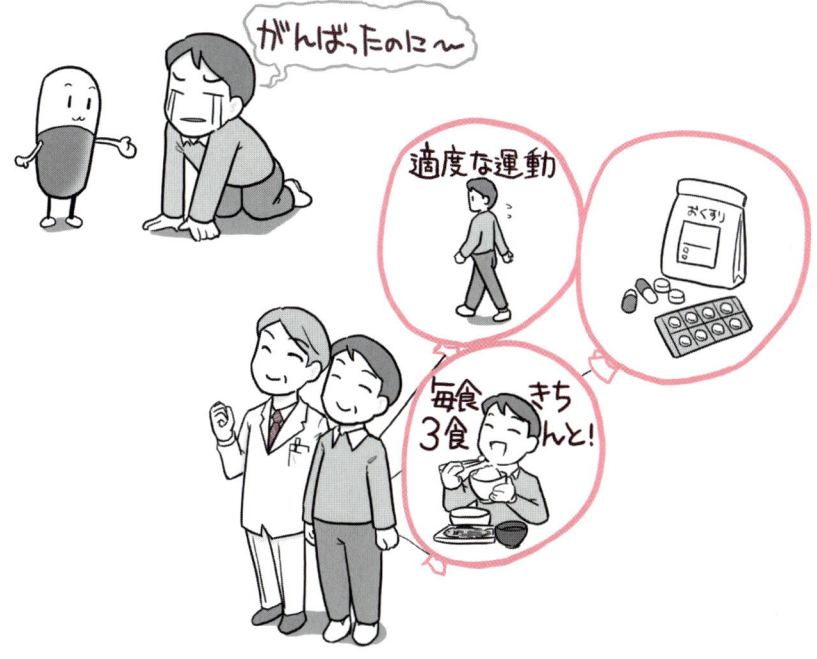

最初から薬に頼ってはいけないワケ

　脂質異常や高血圧、高血糖などは別々に進行するのではなく「内臓脂肪が元凶の氷山のうち水面上に出た山」のようなものです。だから、例えば最初から薬で血糖値をさげたとしても、一つの山を削るだけにすぎません。

　氷山全体を縮小するためには、薬やサプリメントに頼った健康管理ではなく、適度な運動をし、バランスの取れた腹八分目の食事をし、タバコをやめることを優先し、それでも改善しないときには病院に行って処方された薬を飲みましょうということです。

▼ メタボリックシンドロームを氷山にたとえると…

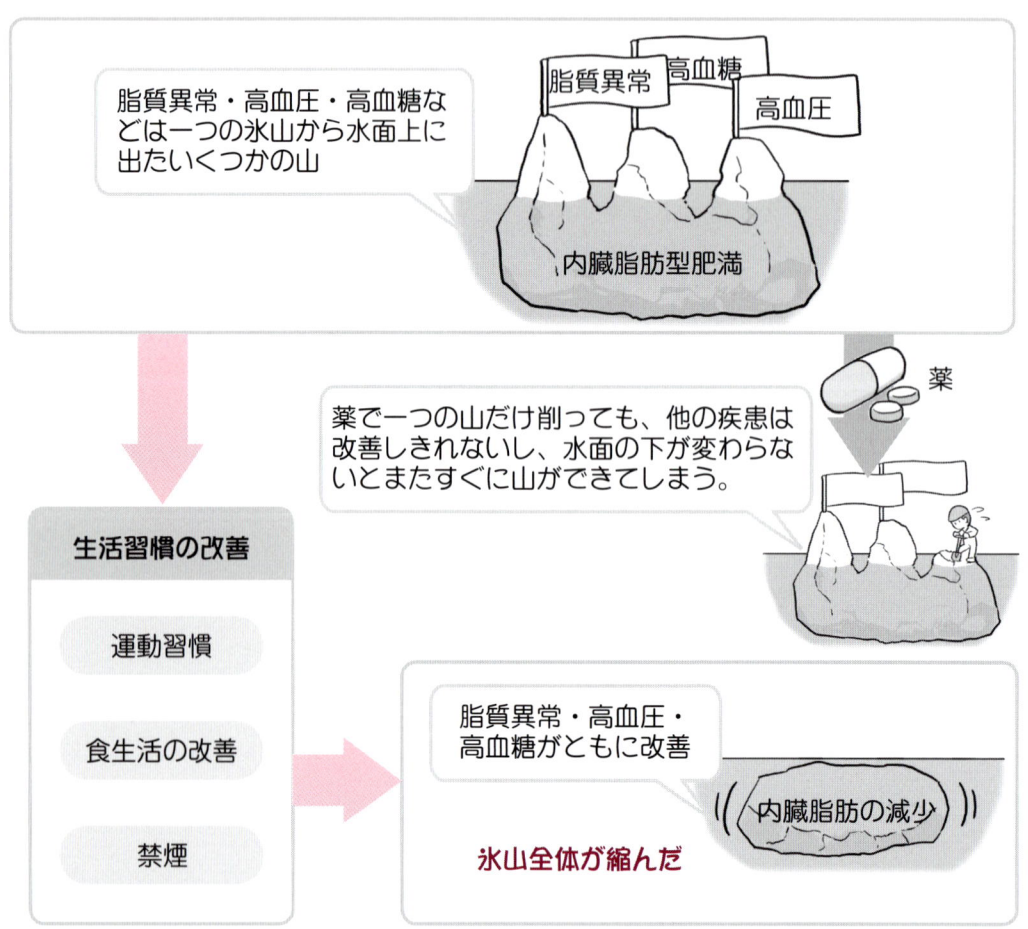

▼ 特定保健指導の最終評価で「治療するように」との結果となった三上さんの例を見てみましょう。（116ページ参照）

三上さんは特定健診の結果、動機付け支援の対象者との通知がきて面接指導を受けました。その後指導に添って努力した三上さんでしたが、血圧の数値が上がってしまい治療を受けるようにとの最終評価によりかかりつけの病院に行きました。

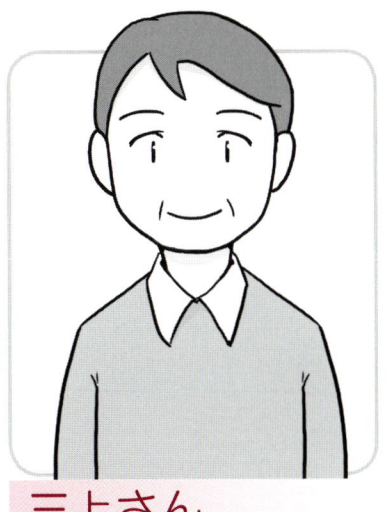

三上さん
男性 定年退職者 62歳

特定健康診査での数値

身　長：160cm
体　重：69kg
腹　囲：83cm
ＢＭＩ：27.0kg/m²
喫　煙：無
リスク：1つ（血圧 140/80mmHg）

最終評価時の数値

身　長：160cm
体　重：71kg
腹　囲：86cm
ＢＭＩ：27.7kg/m²
喫　煙：無
リスク：1つ（血圧 160/100mmHg）

医師と三上さんの会話

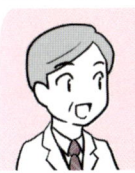

運動習慣が身についたのは収穫でしたが、運動して食事の量が増えたので体重が増えてしまいました。血圧は特定健診の時よりも高くなっていますので、血圧を下げる薬を飲んだほうがよいと思います。

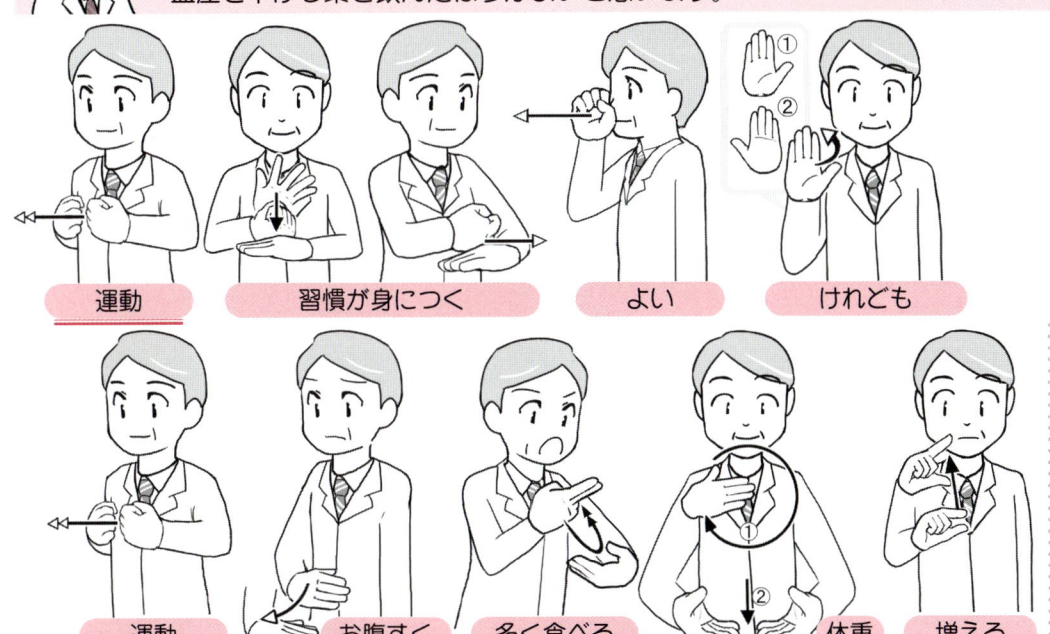

運動 / 習慣が身につく / よい / けれども

運動 / お腹すく / 多く食べる / 体重 / 増える

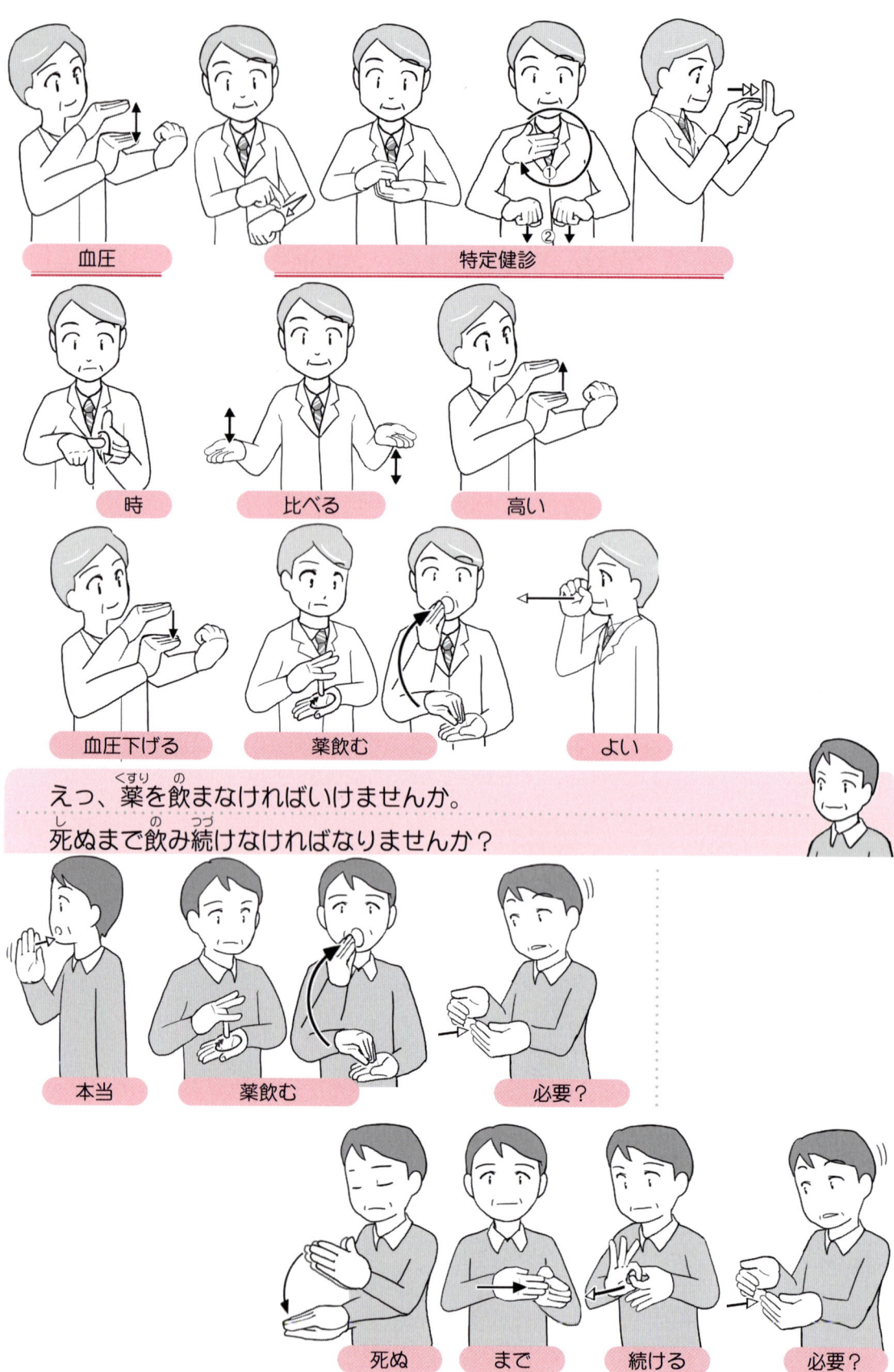

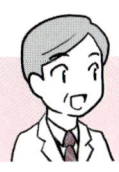 いいえ、薬を飲んで血圧が下がればやめることもできます。
しかし勝手にやめると、血圧がまた上がりますので、定期的に検査をしていきましょう。

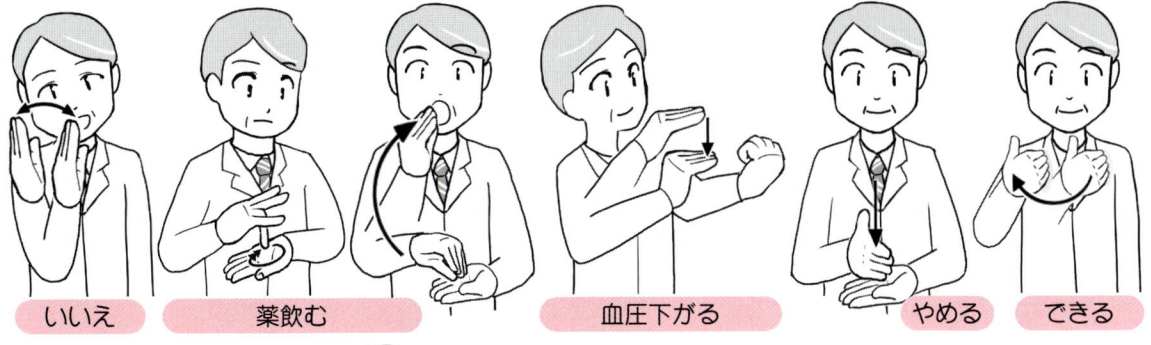

| いいえ | 薬飲む | 血圧下がる | やめる | できる |

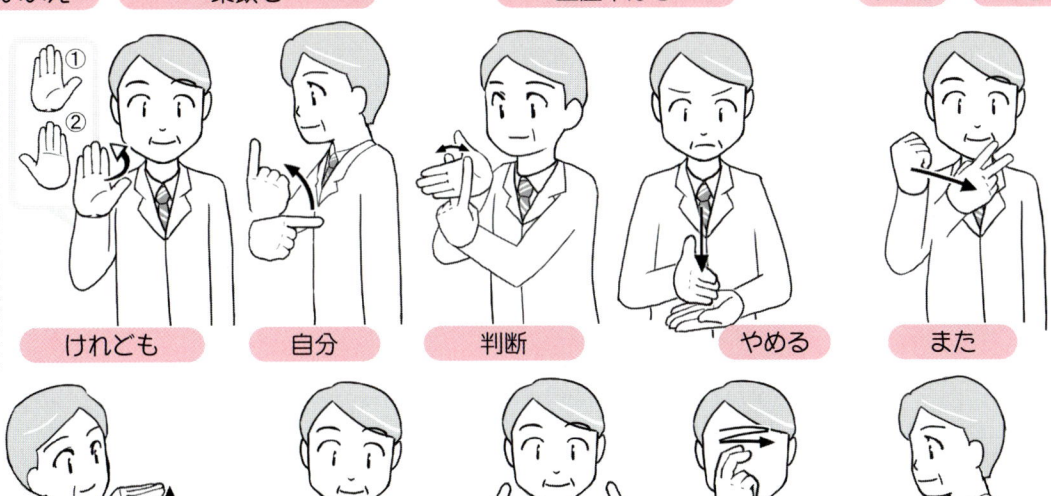

| けれども | 自分 | 判断 | やめる | また |
| 血圧上がる | 定期 | きちんと | 検査 | 必要 |

では運動はしなくてもいいですか？

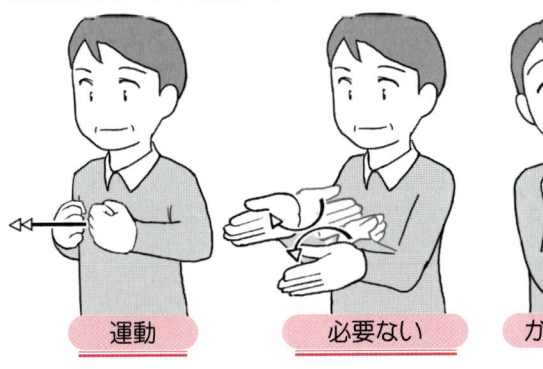 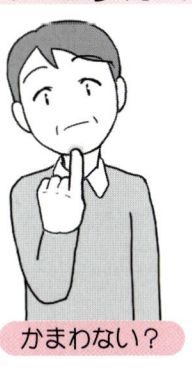

| 運動 | 必要ない | かまわない？ |

57

最後にクスリ

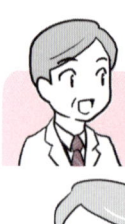
せっかく運動が身についたのですから、今までどおり運動をして、食事にも注意してください。薬を飲みながら様子を見ましょう。

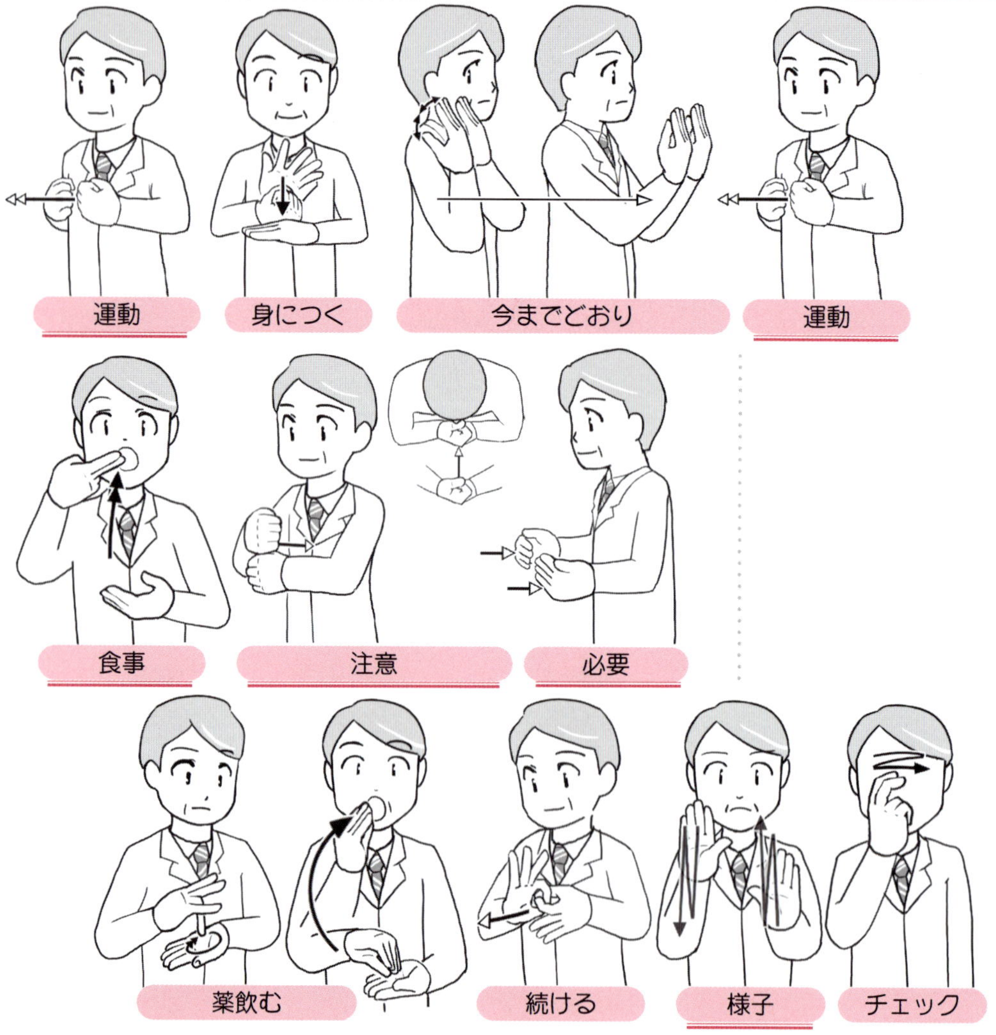

| 運動 | 身につく | 今までどおり | 運動 |

| 食事 | 注意 | 必要 |

| 薬飲む | 続ける | 様子 | チェック |

薬が必要になったら

　特定健診の結果、すぐに薬を飲むように勧められる場合もあります。また、特定保健指導で運動や食事、禁煙をがんばっても数値が改善しない場合には薬が必要になることもあります。

　脂質異常症、高血圧、糖尿病は運動療法や食事療法がうまくいっていないと薬の効果も十分期待できません。「薬を飲めば安心」ではなく、生活習慣の改善も一緒に行うことがポイントです。

　また、薬を飲んで「症状が出なくなったから」「検査値がよくなってきた」「薬が合わないと感じた」などの場合でも勝手に薬の使用を中止してはいけません。必ず医師に相談しましょう。

薬情報

▼ 血圧を下げる薬

利尿薬（りにょうやく）
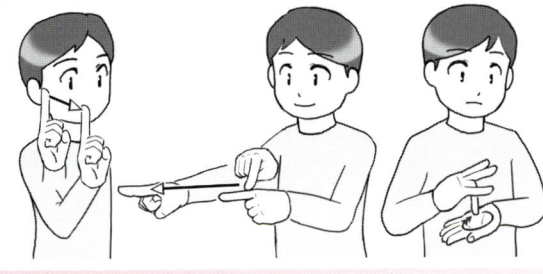

β遮断薬（べーたしゃだんやく）
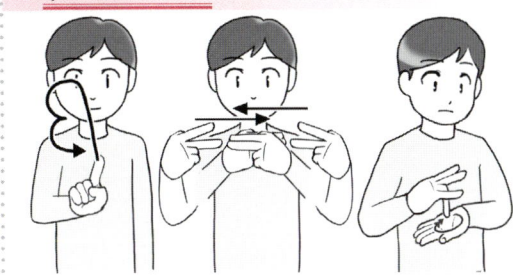

ACE阻害薬（えーしーいーそがいやく）

アンジオテンシンⅡ受容体拮抗薬（つーじゅようたいきっこうやく）
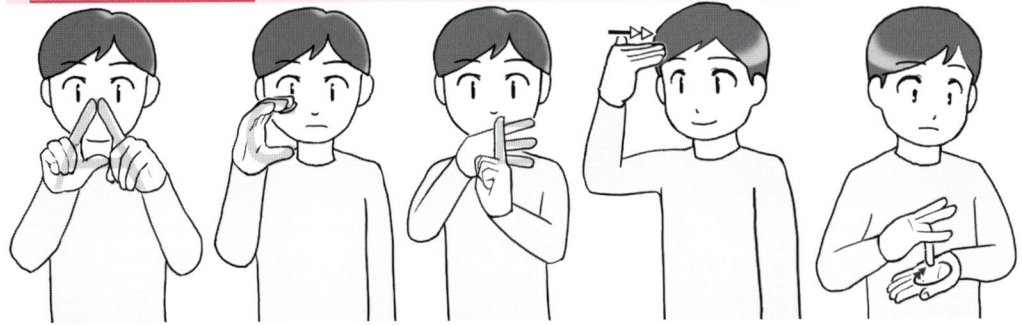

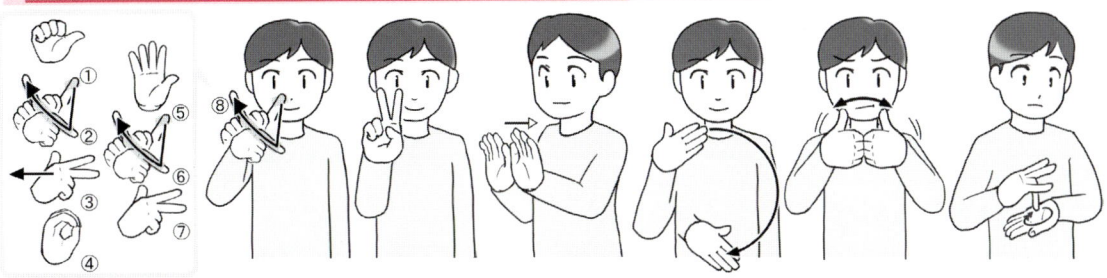

カルシウム拮抗薬（きっこうやく）
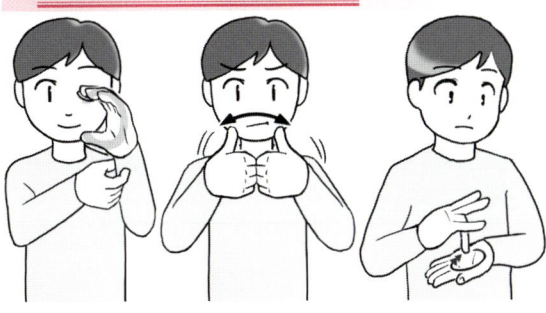

α遮断薬（あるふぁしゃだんやく）
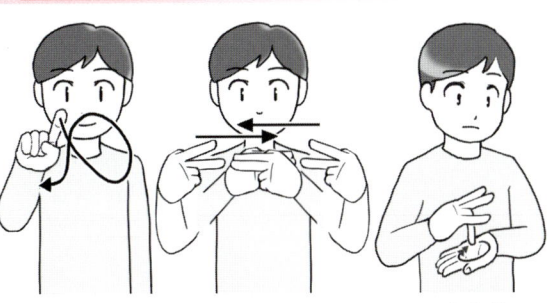

59

最後にクスリ

▼ インスリン注射又は血糖を下げる薬

インスリン製剤(せいざい) 　 血糖降下薬(けっとうこうかやく)

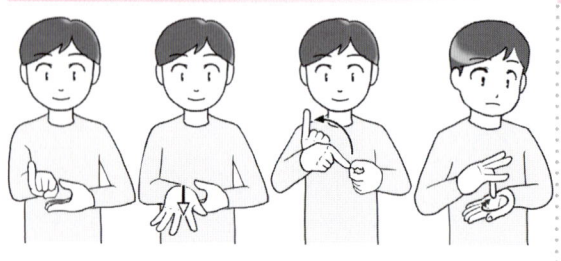
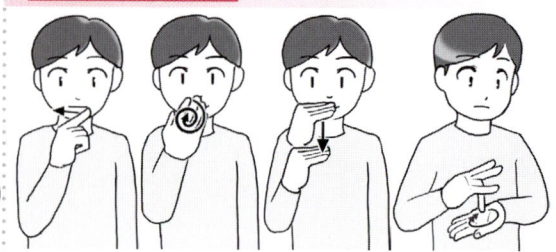

▼ 脂質異常症の薬

脂質異常症用薬(ししついじょうしょうようやく)

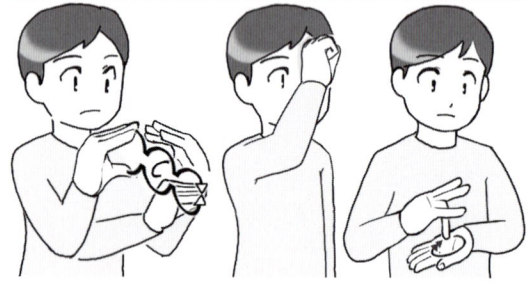

▼ 禁煙補助薬

- ニコチンガム
- ニコチンパッチ
- 経口禁煙補助薬

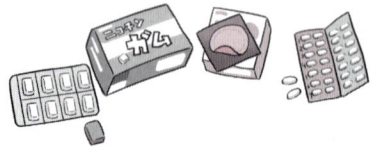

ジェネリック医薬品

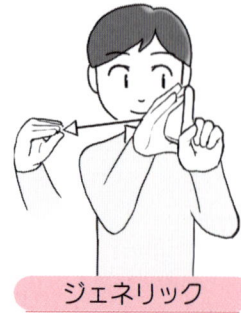
ジェネリック

　ジェネリック医薬品とは、先発薬の特許出願から２０〜２５年たち特許が切れた後、その薬と同じ成分を使って製造される薬です。薬の安全性・有効性については、専門家がチェックしています。

　生活習慣病など、長期服用する薬がある人は節約効果が大きくなります。薬を処方してもらう時に「ジェネリック医薬品でお願いします」と申し出てみましょう。合う薬があれば薬代がかなり安くすむ場合があります。

60

特定健康診査・特定保健指導の要点

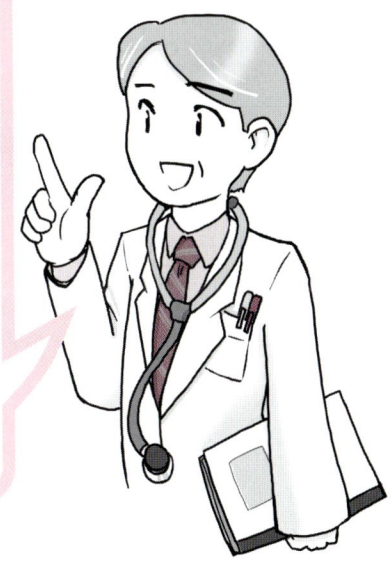

　２００８年度から高齢者医療確保法による「特定健康診査・特定保健指導」が始まりました。４０～７４歳の医療保険加入者全員（配偶者などの被扶養者も含む）が対象です。

　一般には「メタボ健診」といわれていますが、健康診査と保健指導を通して生活習慣病を減らすことが目的です。

特定健康診査・特定保健指導が実施されることになったわけ

増え続ける医療費の多くを占めるのが生活習慣病！！

増え続ける医療費の生活習慣病に占める割合は国民医療費の３割
死亡原因に占める生活習慣病の割合は６割

生活習慣病
　食生活や喫煙、飲酒、運動不足など生活習慣との関係が大きい病気のことで、従来は「成人病」とよばれていました。
　生活習慣病には、日本人の三大死因である、がん（悪性新生物）・心臓病（心疾患）・脳卒中（脳血管疾患）をはじめ、糖尿病、高血圧、高脂血症（脂質異常症）、腎臓病、慢性閉塞性肺疾患、痛風、肥満、歯周病、さらには骨粗鬆症、認知症なども含まれます。
　生活習慣病のうち、高血圧、悪性新生物、脳血管疾患、糖尿病、虚血性心疾患で国民医療費の３割を占めています。

生活習慣病をなくすには！
　内臓脂肪型肥満が原因のメタボリックシンドロームの予防・解消で生活習慣病が予防できる。

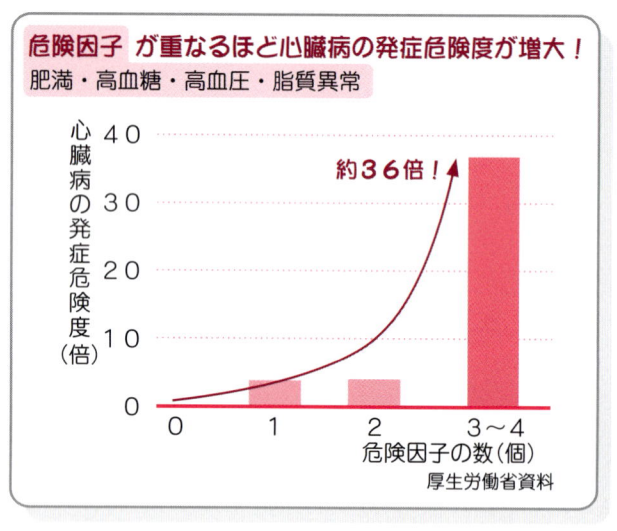

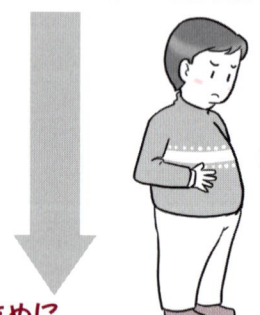

内臓脂肪型肥満
（りんご型）
内臓に脂肪がたまる

そのために
メタボリックシンドロームに着目した健診・保健指導を行い健康な生活習慣の定着を図る

メタボリックシンドローム
　　　　（内蔵脂肪症候群）とは
　内臓に脂肪が過剰に蓄積し、それに加えて脂質異常、高血圧、高血糖などが複数重なることにより、心筋梗塞や脳梗塞の原因となる動脈硬化を急速に進行させてしまう状態のこと。

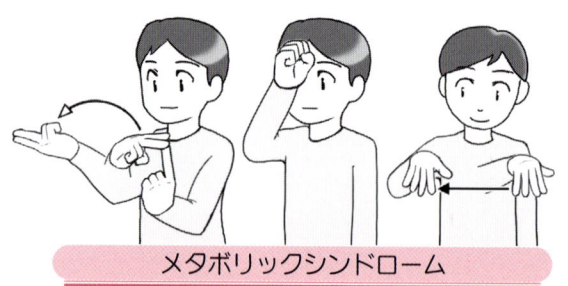

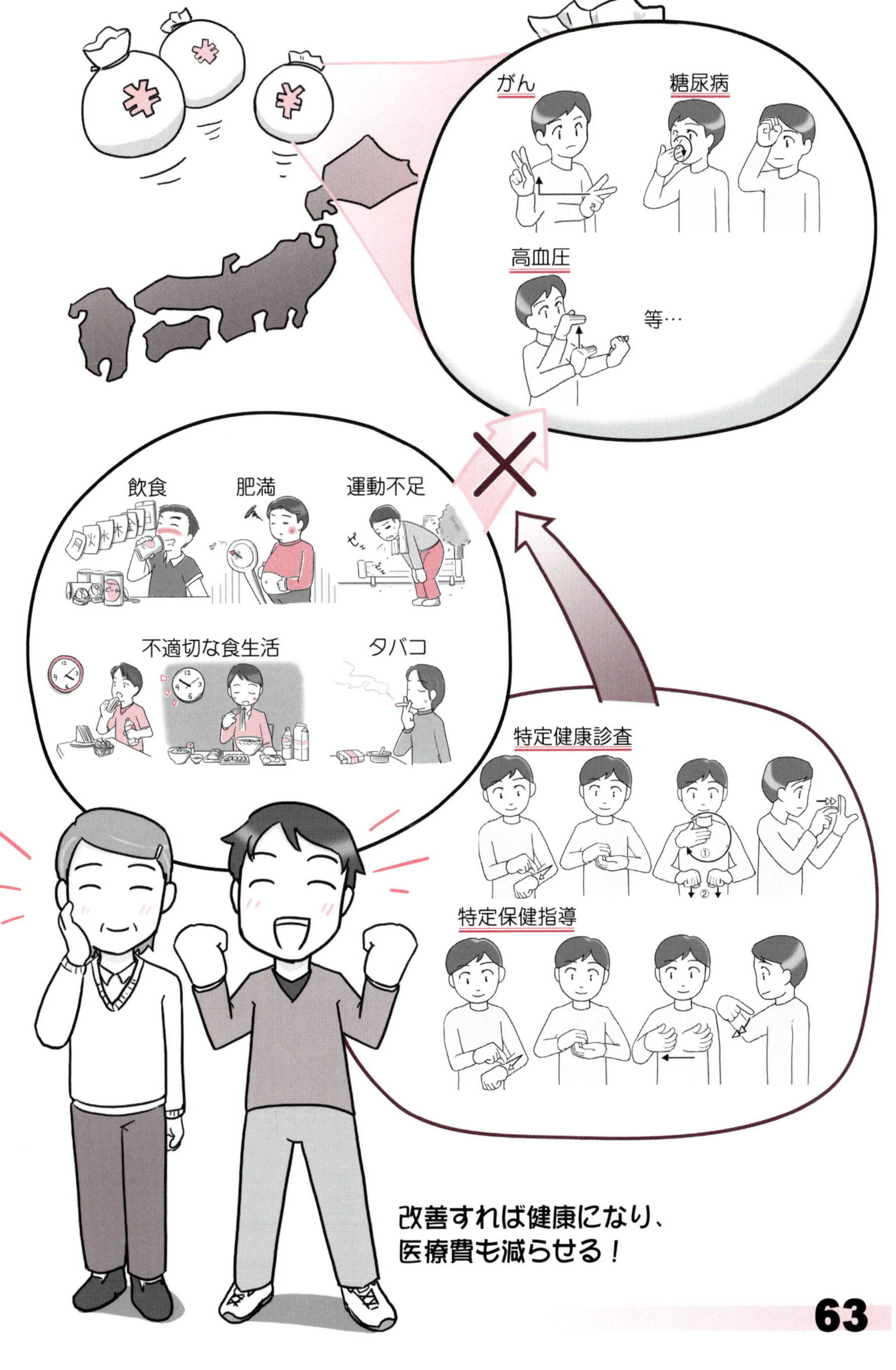

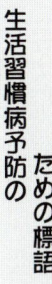

特定健康診査から特定保健指導への流れ

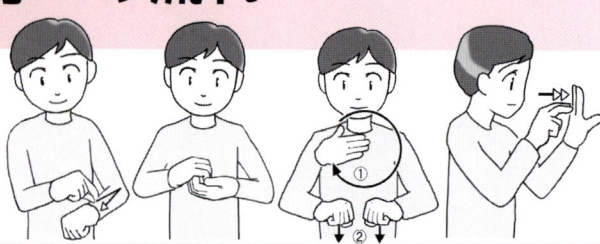

特定健康診査

医療保険者が受診先を受診該当者に通知（「特定健康診査受診券」の発行）

↓

受診
健診機関、病院、診療所など

→ 階層化の実施（自動判定） →

健診結果の受け取り
受診後、受診した医療機関の指示に従い、健診結果を受け取りに行く。
結果通知表には階層の結果ではなく、メタボリックシンドロームの判定（基準該当・予備群該当・非該当）結果が記載されている。
結果通知を渡すときに情報提供

→ 特定保健指導の対象者リストを特定健診データと共に保険者に送付

診療が必要な人はすぐ医療機関を受診するよう推奨する。 → 医療機関にて治療する。

ご存知ですか？

▼ 医療保険者の種類

国民健康保険（国保）
すべての個人事業主やその従業員、無職者（生活保護者除く）が加入。

全国健康保険協会管掌健康保険（協会けんぽ）
（元「政府管掌健康保険」）
健康保険組合を持たない中小企業等で働く従業員や家族が加入。
従来は国（社会保険庁）が運営していたが、社会保険庁が解体され、平成２０年１０月から「全国健康保険協会」が新たに設立され運営に当たっている。

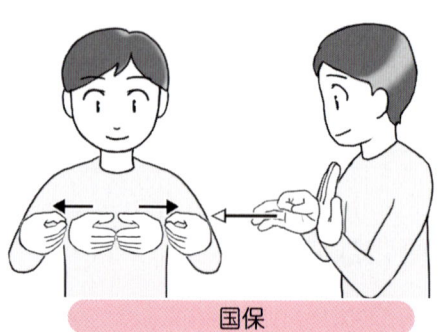
国保

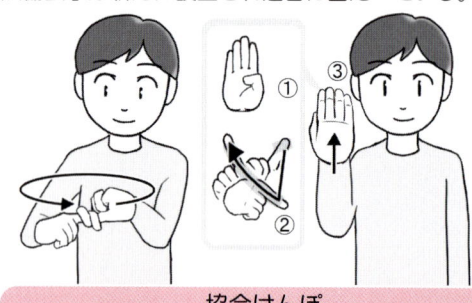
協会けんぽ

特定保健指導

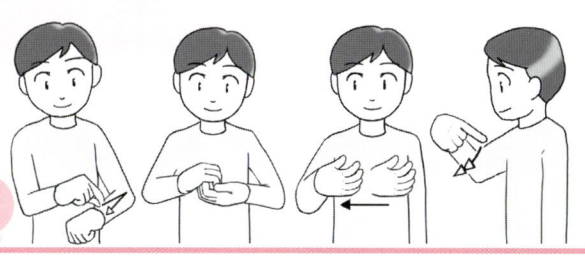

```
→ 特定保健指導利用券の出力・送付 → 特定保健指導の実施 →
```

特定保健指導対象者リストの中から、特定保健指導実施者を抽出。

- **動機付け支援**（原則1回の支援） — 行動変容の内容を自己決定できるように支援
- **積極的支援**（動機付け支援に加えて3ヶ月以上の継続的支援） — 行動変容の取組みに資する働きかけを継続的に実施

組合管掌健康保険（組合健保）
企業や企業グループ、同種同業の企業・団体、一部の地方自治体で構成される健康保険組合。

共済組合
国家・地方公務員、一部の独立行政法人職員、日本郵政グループ職員、私立学校職員が加入。

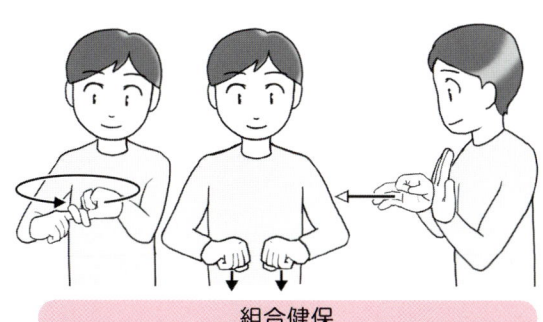

組合健保

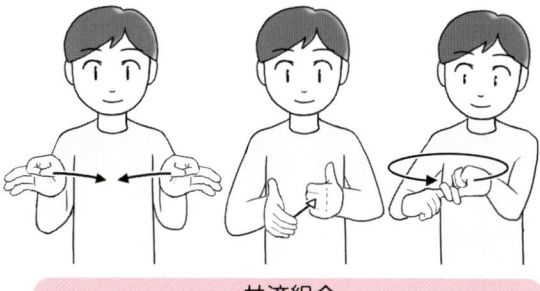

共済組合

生活習慣病予防のための標語

特定健康診査・特定保健指導の要点

特定健康診査とは

特定保健指導階層化基準とメタボリックシンドローム診断基準

特定保健指導とは

65

特定健康診査・特定保健指導でよく使う手話単語

高齢者医療確保法

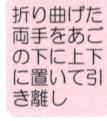
折り曲げた両手をあごの下に上下に置いて引き離し

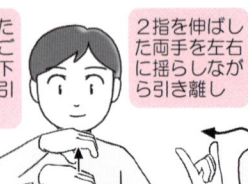
2指を伸ばした両手を左右に揺らしながら引き離し

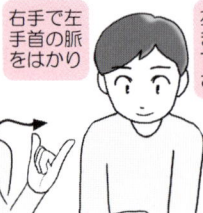
右手で左手首の脈をはかり

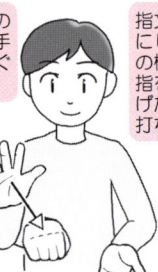
左手はそのままで右手で掴むしぐさをし

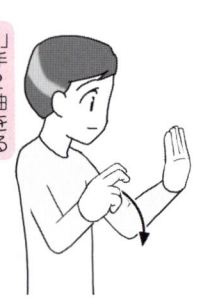
指文字「ホ」にした左手の横で、2指を折り曲げた右手を打ちつける

保険者

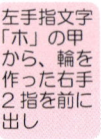
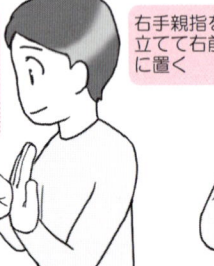
左手指文字「ホ」の甲から、輪を作った右手2指を前に出し

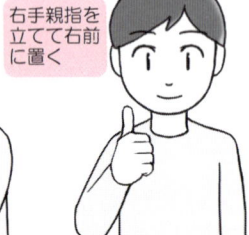
右手親指を立てて右前に置く

被保険者

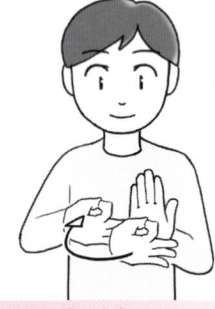
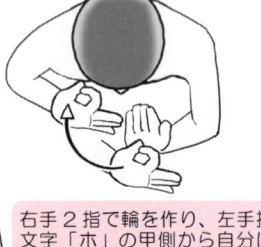
右手2指で輪を作り、左手指文字「ホ」の甲側から自分に向けて半円を描くように動かす

扶養者

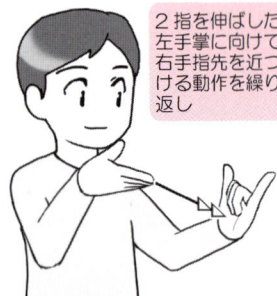
2指を伸ばした左手掌に向けて右手指先を近づける動作を繰り返し

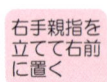
右手親指を立てて右前に置く

被扶養者

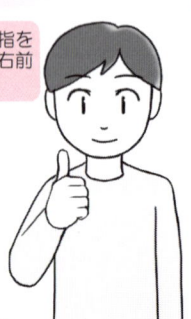
2指を伸ばした左手甲に向けて右手指先を近づける動作を繰り返し

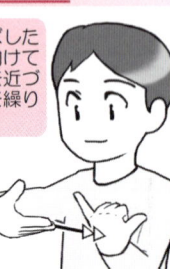
右手親指を立てて右前に置く

加入

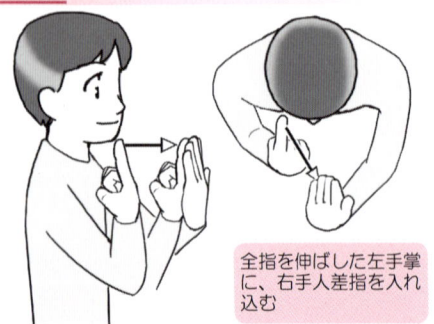
全指を伸ばした左手掌に、右手人差指を入れ込む

世帯主

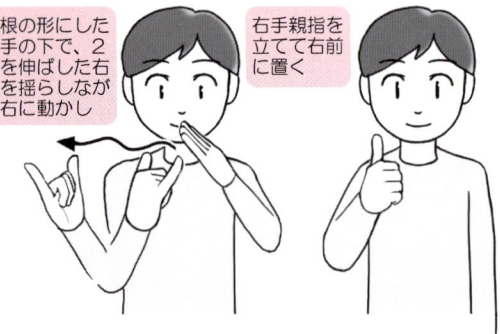
屋根の形にした左手の下で、2指を伸ばした右手を揺らしながら右に動かし

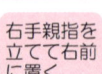
右手親指を立てて右前に置く

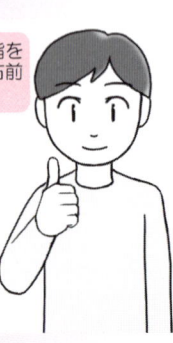

66

特定健康診査とは

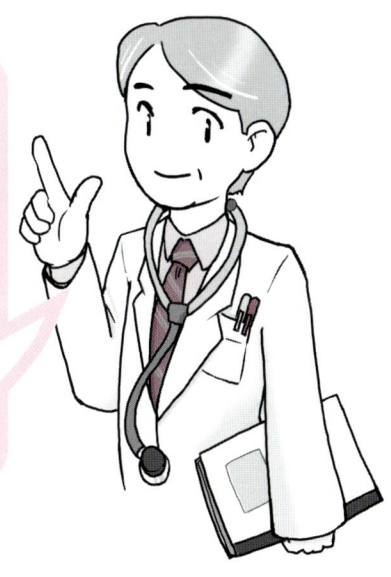

　４０～７４歳までの人を対象として、１年に１回実施されます。医療保険者が指定した健診機関で受診することになります。これまで受診機会の少なかった被扶養者（家族）には、医療保険者が受診場所・受診方法等、受診しやすい体制を整えることになっています。

特定健康診査の検査項目

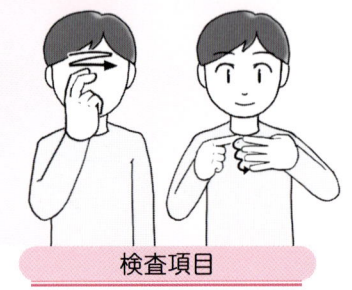

検査項目

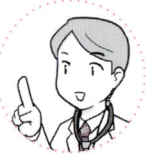

空腹時採血（血液検査）がありますので、１０時間以上飲食しないで受診してください。ガムやアメもだめです。

			特定健康診査（新）	基本健康診査（旧）	新・旧の比較
診察等	質問（問診）		○	○	
	計測	身長	○	○	
		体重	○	○	
		肥満度 標準体重	○	○	
		腹囲	○		新規追加
	理学的所見(身体診察)		○	○	
	血圧		○	○	
脂質	総コレステロール			○	廃止
	中性脂肪		○	○	
	HDL-コレステロール		○	○	
	LDL-コレステロール		○		新規追加
肝機能	AST(GOT)		○	○	
	ALT(GPT)		○	○	
	γ-GT(γ-GTP)		○	○	
糖	空腹時血糖		■	○	
	尿糖		○	○	
	ヘモグロビンA1c		■	□	
貧血	ヘマトクリット値		□	□	
	血色素量		□	□	
	赤血球数		□	□	
腎機能	尿蛋白		○	○	
	潜血			○	廃止
	血清クレアチニン			○	廃止
心機能	１２誘導心電図		□	□	
眼底検査			□	□	

○ 必須項目　□ 医師の判断に基づき選択的に実施する項目　■ いずれかの項目の実施でも可

68

標準的な質問項目

内臓脂肪の蓄積にかかわる生活習慣のようすを把握できるような質問が加わります。

赤字部分は次頁以降に手話あり

No.	質問項目（14、18、19、21以外は①はい②いいえのいずれかで回答する）
1	血圧を下げる薬の使用
2	インスリン注射又は血糖を下げる薬の使用
3	コレステロールや中性脂肪の薬の使用
4	医師から脳卒中（脳出血、脳梗塞等）にかかっているといわれたり、治療を受けたことがある。
5	医師から心臓病（狭心症、心筋梗塞等）にかかっているといわれたり、治療を受けたことがある。
6	医師から慢性の腎不全にかかっているといわれたり、治療（人工透析）を受けたことがある。
7	医師から貧血といわれたことがある。
8	現在、タバコを習慣的に吸っている。（※「現在、習慣的に喫煙している者」とは、「合計100本以上、又は6ヶ月以上吸っている者」であり、最近1ヶ月間も吸っている者）
9	20歳の時の体重から10kg以上増加している。
10	1回30分以上の軽く汗をかく運動を週2日以上、1年以上実施
11	日常生活において歩行又は同等の身体活動を1日1時間以上実施
12	ほぼ同じ年齢の同性と比較して歩く速度が速い。
13	この1年間で体重の増減が±3kg以上あった。
14	人と比較して食べる速度が速い。 →①速い ②ふつう ③遅い
15	就寝前の2時間以内に夕食をとることが週に3回以上ある。
16	夕食後に間食（3食以外の夜食）をとることが週3回以上ある。
17	朝食を抜くことが週に3回以上ある。
18	お酒（清酒、焼酎、ビール、洋酒など）を飲む頻度 →①毎日 ②時々 ③ほとんど飲まない（飲めない）
19	飲酒日の1日当たりの飲酒量 清酒1合（180ml）の目安：ビール中瓶1本（約500ml）、焼酎35度（80ml）、ウイスキーダブル1杯（60ml）、ワイン2杯（240ml）→①1合未満、②1～2合未満、③2～3合未満、④3合以上
20	睡眠で休養が十分とれている。
21	運動や食生活等の生活習慣を改善してみようと思うか。→①改善するつもりはない ②改善するつもりである（概ね6ヶ月以内）③近いうちに（概ね1ヶ月以内）改善するつもりであり、少しずつ始めている ④既に改善に取り組んでいる（6ヶ月未満）⑤既に改善に取り組んでいる（6ヶ月以上）　P72、73参照
22	生活習慣の改善についての保健指導を受ける機会があれば、利用するか。

標準的な健診・保健指導プログラム（確定版）　平成19年4月 厚生労働省

特定健診における標準的な質問項目で使う手話単語

血圧（けつあつ）
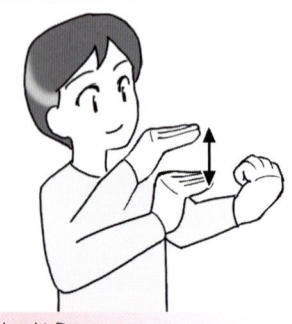

インスリン
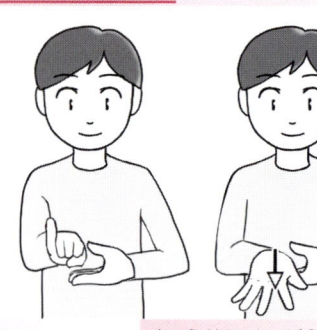

血糖（けっとう）
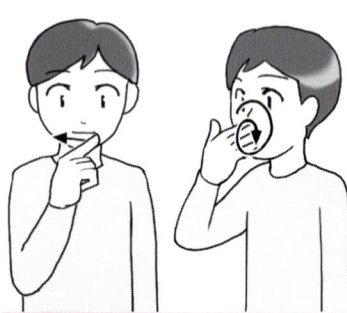

コレステロール
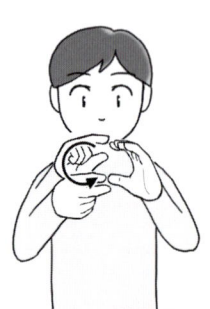

中性脂肪（ちゅうせいしぼう）
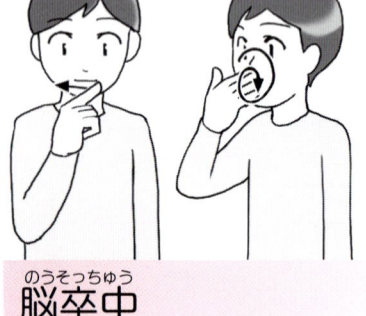

脳卒中（のうそっちゅう）
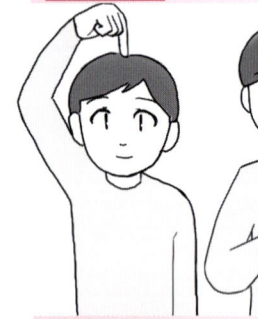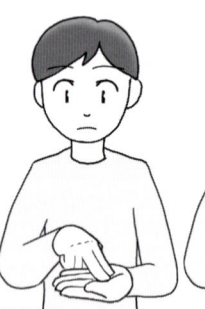

脳出血（のうしゅっけつ）
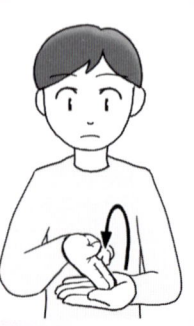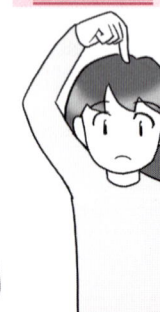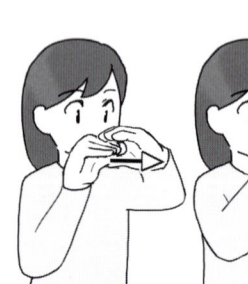

脳梗塞（のうこうそく）
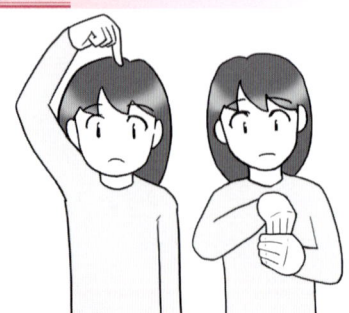

心臓病（しんぞうびょう）
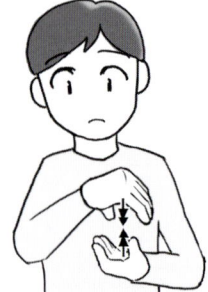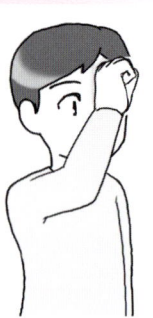

狭心症（きょうしんしょう）

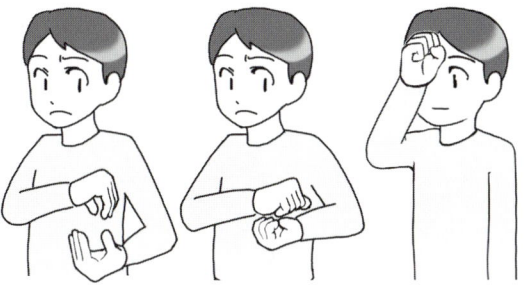

心筋梗塞（しんきんこうそく）

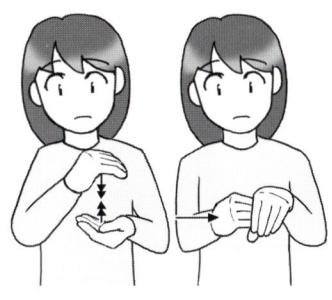

腎不全（じんふぜん）

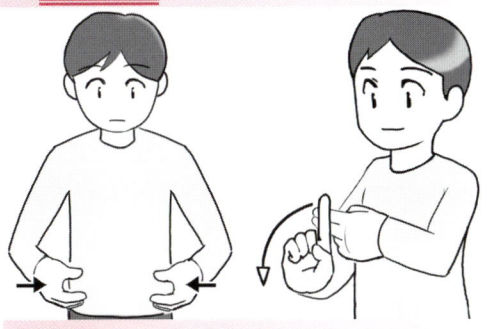

人工透析（じんこうとうせき）

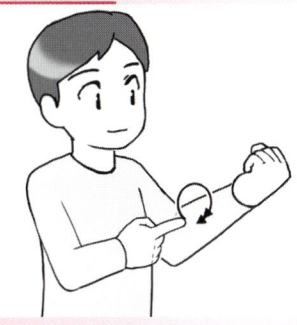

貧血（ひんけつ）

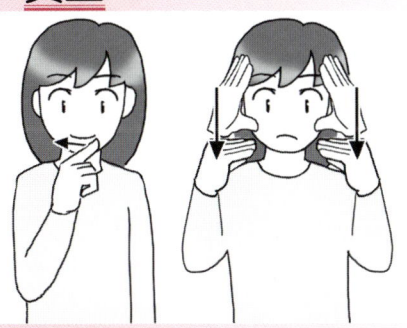

間食（かんしょく）

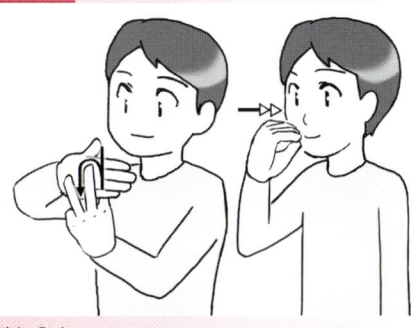

お酒（さけ）（アルコール）

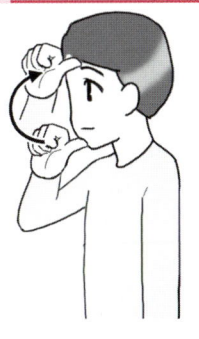

睡眠（すいみん）

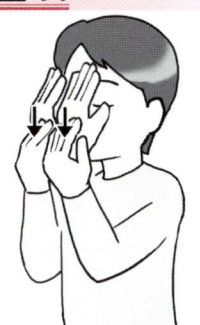

71

標準的な質問項目で生活習慣を把握するための質問（69頁質問21）

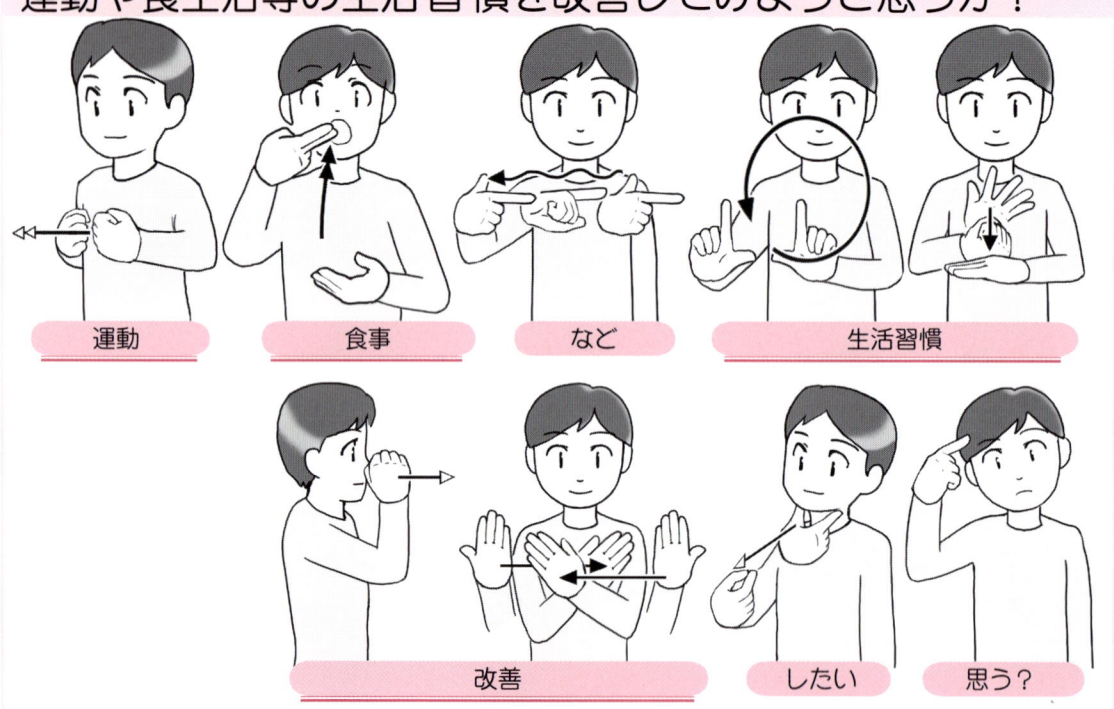

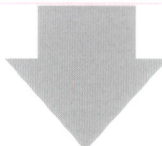

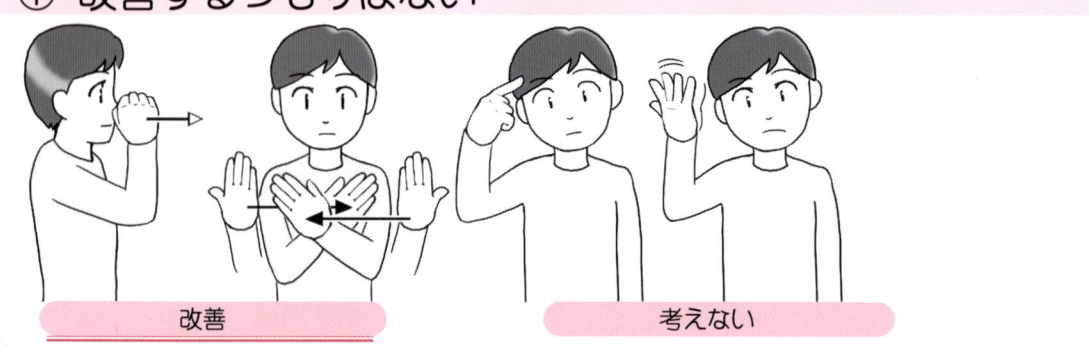

① 改善するつもりはない

② 改善するつもりである（概ね6ヶ月以内）

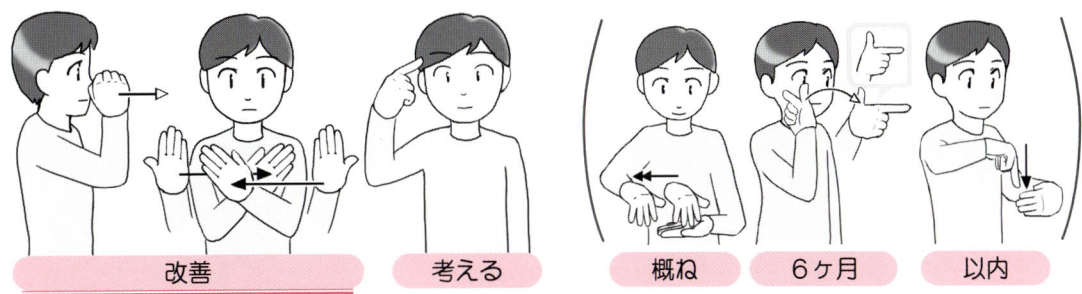

改善　　考える　　概ね　　6ヶ月　　以内

③ 近いうちに（概ね1ヶ月以内）

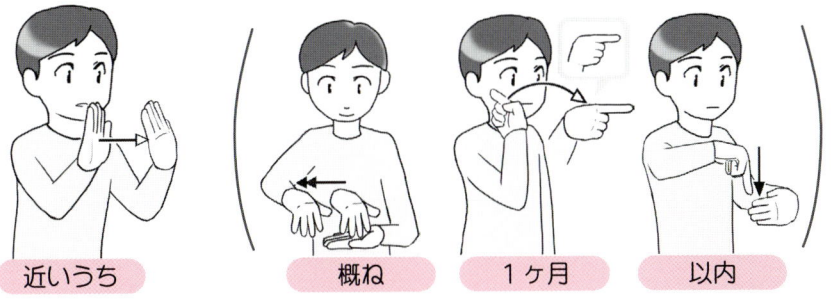

近いうち　　概ね　　1ヶ月　　以内

④ すでに改善に取り組んでいる（6ヶ月未満）

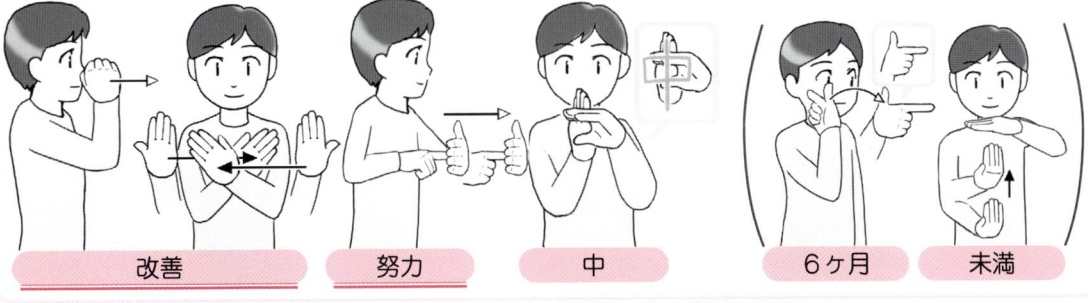

改善　　努力　　中　　6ヶ月　　未満

⑤ すでに改善に取り組んでいる（6ヶ月以上）

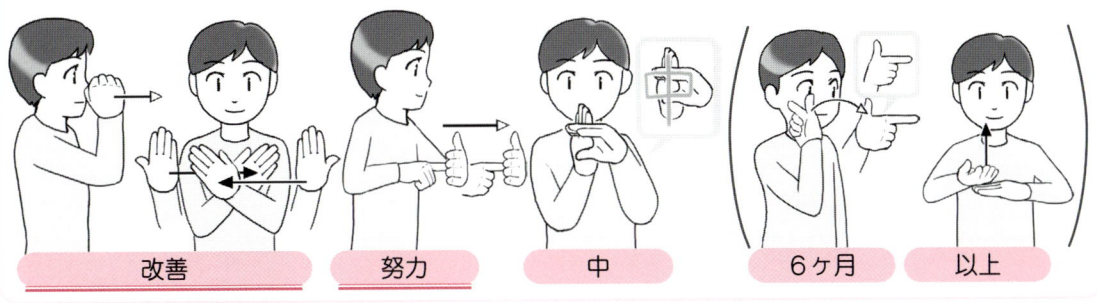

改善　　努力　　中　　6ヶ月　　以上

特定健康診査の結果の見方
（チェックしたい項目と正常値）

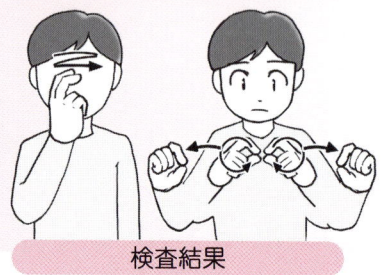
検査結果

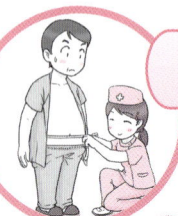

腹囲測定

腹囲
男性85cm未満　女性90cm未満

内臓脂肪量の検査です。
なぜ腹囲かというと、内臓脂肪の面積をとても簡単な手段で推定できるからです。

女性のほうが太いのは、女性は内臓脂肪に皮下脂肪が上乗せされているので、その分を加えてあるからです。

体脂肪には皮下脂肪と内臓脂肪があります。内臓脂肪が過剰に蓄積すると、悪玉の生理活性物質や遊離脂肪酸が増加し、高血圧、脂質異常、糖尿病などを引き起こします。

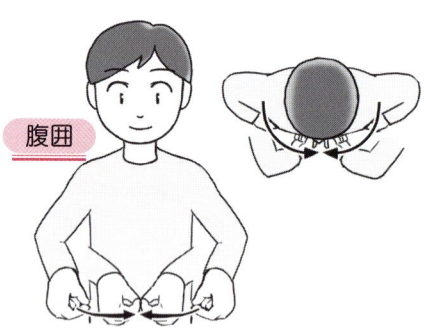
腹囲

腹囲の測定方法
おへその高さに巻尺をあて、巻尺が水平に巻かれているか確認してから測ります。
両腕を自然に下げた状態で、息を吐いた時点で目盛りを測ります。

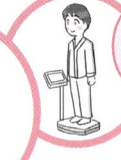

身体測定

BMI
25.0kg／m²未満

算出した数値からあなたの肥満度を測ります。
BMI（Body Mass Index）
　　＝ 体重（kg）÷（身長（m）×身長（m））
※例えば身長170cmで体重65kgの人の場合、BMIは
65kg÷（1.7m×1.7m）＝22.5kg/m² となります。

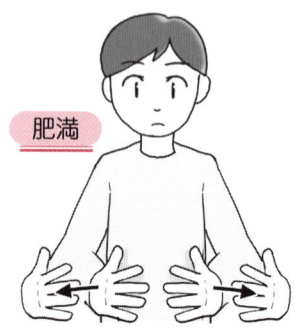
肥満

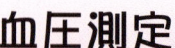

血圧測定

血圧　収縮期130mmHg未満
　　　　／拡張期85mmHg未満

心臓は収縮と拡張の活動により全身に血液を送り出しています。高血圧が進むと血管がいたんで、脳梗塞、脳出血などを起こします。

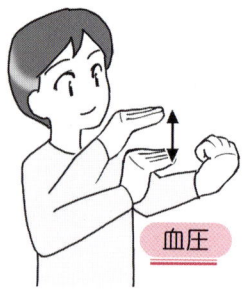
血圧

74

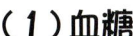血液検査

(1) 血糖

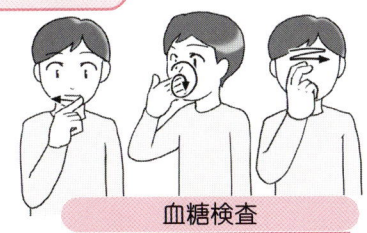
血糖検査

血糖
空腹時血糖100mg／dL未満

血液中のブドウ糖濃度を血糖といいます。血糖値が高い状態が続くことを糖尿病と呼びます。

 血糖

ヘモグロビンA1c
5.2％未満

過去1～2ヵ月間の血糖の全体的な状態を反映する検査です。

 ヘモグロビン

(2) 脂質

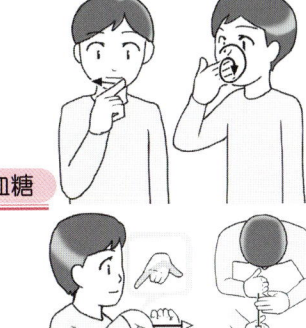
脂質検査

中性脂肪
150mg／dL未満

トリグリセライドとも呼ばれます。中性脂肪は食べ過ぎや運動不足が原因で増加し、動脈硬化を起こします。

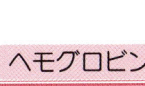 中性脂肪

HDLコレステロール
40mg／dL以上

善玉コレステロールと呼ばれ、血液中の過剰なコレステロールを肝臓に戻す働きがあります。

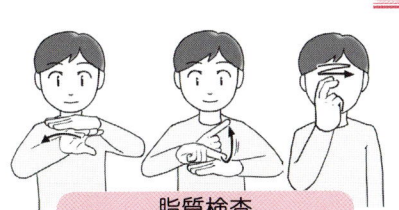
 善玉コレステロール

LDLコレステロール
120mg／dL未満

LDLコレステロールは悪玉コレステロールとも呼ばれ、この量が多いと血管内壁に蓄積して動脈硬化を進行させます。

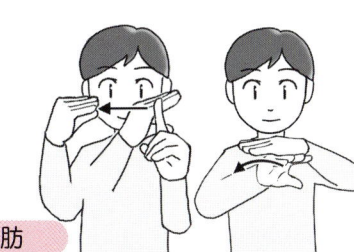
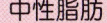

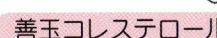 悪玉コレステロール

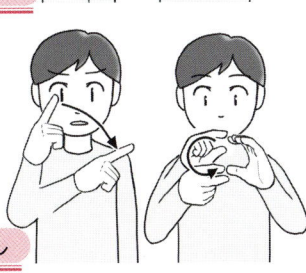

生活習慣病予防のための標語

特定健康診査・特定保健指導の要点

特定健康診査とは

特定保健指導階層化基準とメタボリックシンドローム診断基準

特定保健指導とは

（3）肝機能

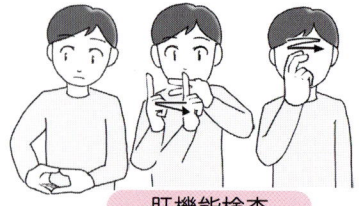

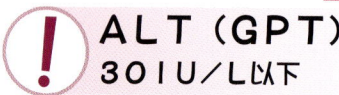

! **ALT（GPT）**
30IU／L以下

ALT（GPT）が高値の場合、肝臓障害の可能性があります。

! **AST（GOT）**
30IU／L以下

AST（GOT）の数値が高いと、心臓・筋肉などの臓器に障害の疑いがあります。

! **γ-GT（γ-GTP）**
50IU／L以下

肥満や脂肪肝などで上昇します。過剰な飲酒でも増加します。

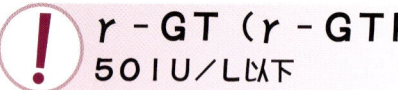

! **尿糖**
マイナス
（−）

血糖値が上昇すると、尿にも糖がもれ出てくるようになります。血糖値が正常で尿糖がみられる場合は心配ありません。

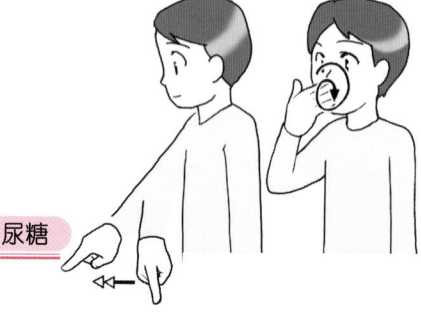

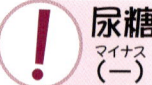
尿糖

! **尿蛋白**
マイナス
（−）

腎臓に異常が生じると、蛋白が尿にもれ出てくるようになります。

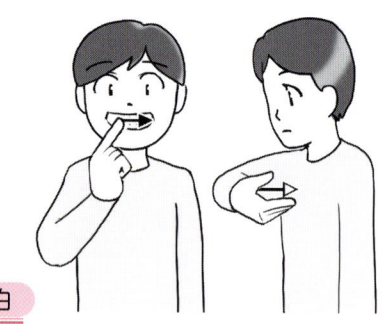

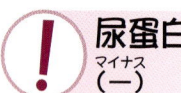
蛋白

メタボリックシンドローム診断基準と特定保健指導階層化基準

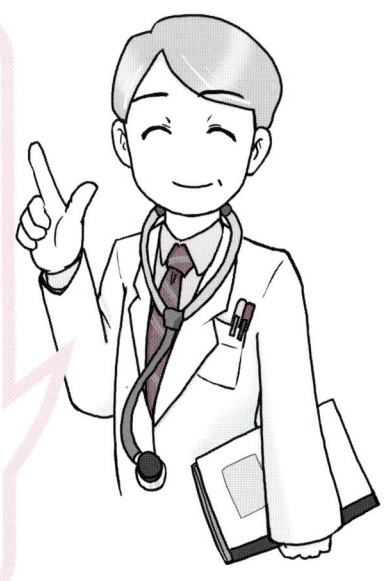

特定健康診査の結果票にはメタボリックシンドロームに該当・予備群該当・非該当のいずれかを記入します。

特定保健指導の階層化はメタボリックシンドロームの診断基準と一部異なる項目や基準値を使用していますので、メタボリックシンドロームではない人も指導対象になることがあるので注意しましょう。

メタボリックシンドローム診断基準

▼ メタボリックシンドロームの診断（対象は成人）

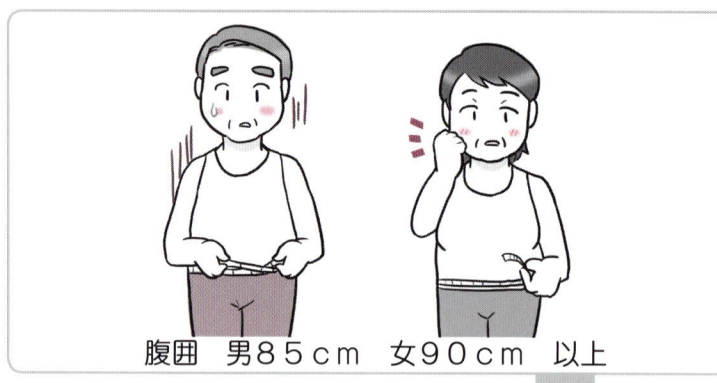

腹囲　男85cm　女90cm　以上

いいえ → メタボリックシンドローム 非該当

はい ↓

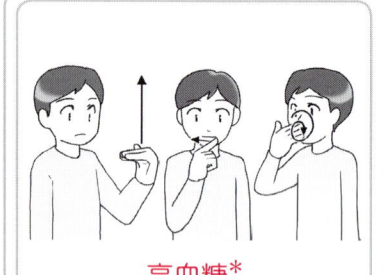

高血糖*
空腹時血糖110mg/dL以上
HbA1cのみ測定の場合は
5.5%以上

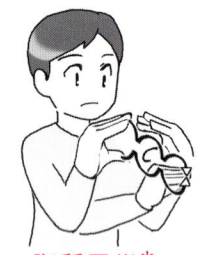

脂質異常*
中性脂肪150mg/dL以上
または
HDLコレステロール40mg/dL未満

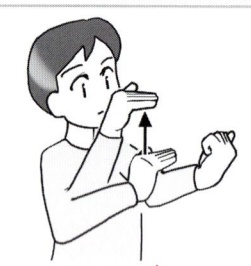

高血圧*
収縮期130mmHg以上
または
拡張期85mmHg以上

＊薬剤治療を受けている場合はそれぞれの項目に含める。

あてはまらない	どれか1つあてはまる	2つ以上あてはまる
リスク0	リスク1	リスク2以上
メタボリックシンドローム 非該当	メタボリックシンドローム 予備群	メタボリックシンドローム 該当

特定保健指導階層化基準
＜特定保健指導を受けさせる人を選定＞

▼ 40歳〜64歳の場合

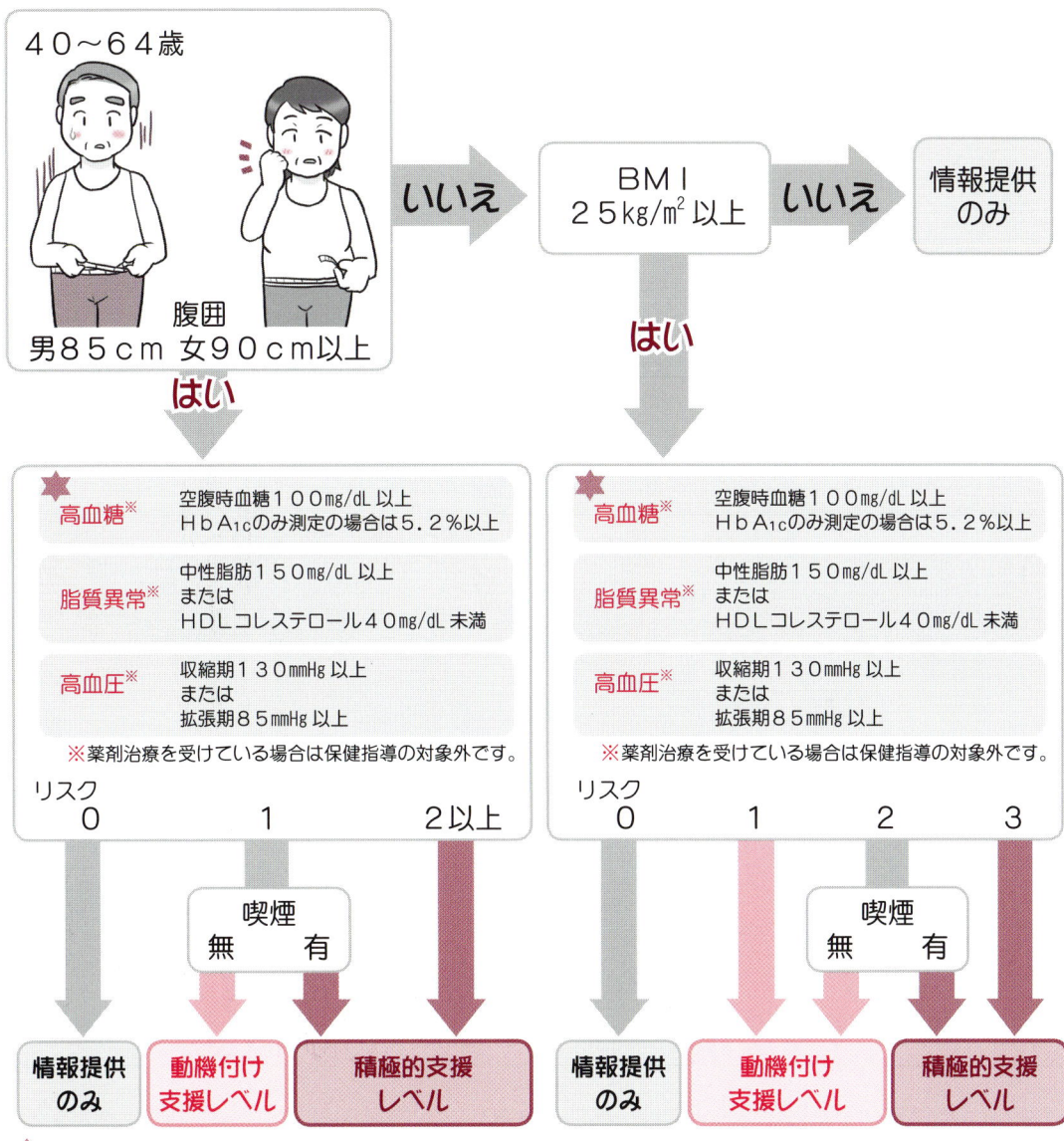

★はメタボリックシンドロームの診断基準よりも基準値が低く設定されています。

「メタボリックシンドローム診断基準」＝「特定保健指導階層化基準」にならないわけ

「メタボリックシンドローム診断基準」より「特定保健指導階層化基準」に当てはまる人の方が多くなっています。理由は、病気一歩手前の人を抽出して指導を受けさせ、生活習慣を改善することによって病気を予防するためです。

▼ 65歳〜74歳の場合

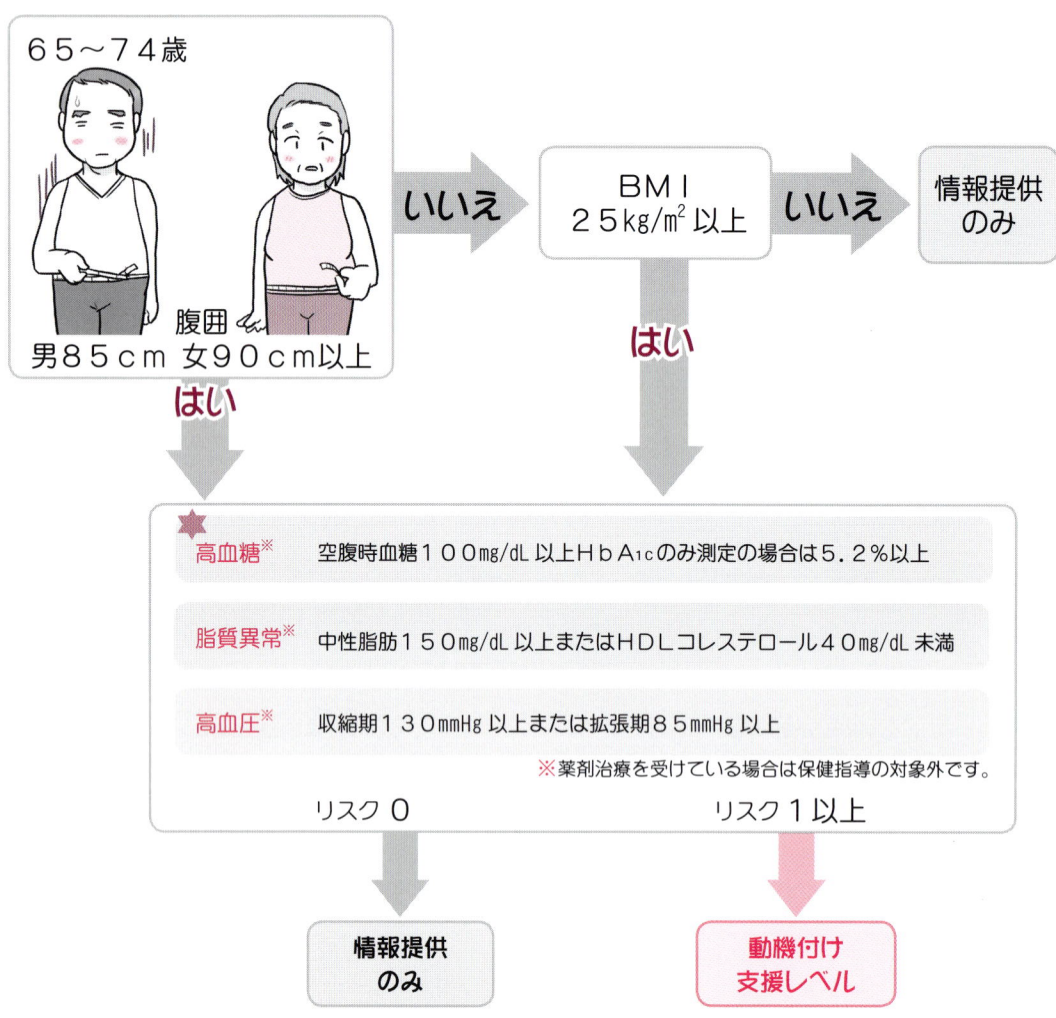

★はメタボリックシンドロームの診断基準よりも基準値が低く設定されています。

メタボリックシンドローム基準と異なるポイント

① 腹囲が基準値未満でもＢＭＩが多い人を肥満と判定する。
② 血糖の基準値が低く設定されている。
〔空腹時血糖は110mg/dL から100mg/dL、ヘモグロビンＡ１ｃは5.5％から5.2％〕
③ 喫煙もリスクに入れている。

「メタボリックシンドローム診断基準と特定保健指導階層化基準」でよく使う手話単語

該当(がいとう)
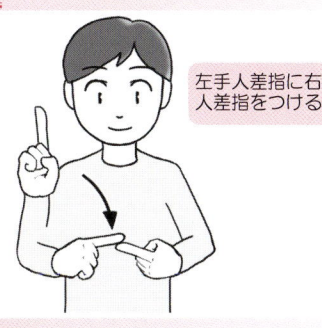
左手人差指に右手人差指をつける

非該当(ひがいとう)
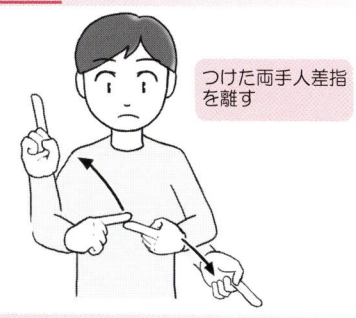
つけた両手人差指を離す

予備群(よびぐん)
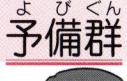
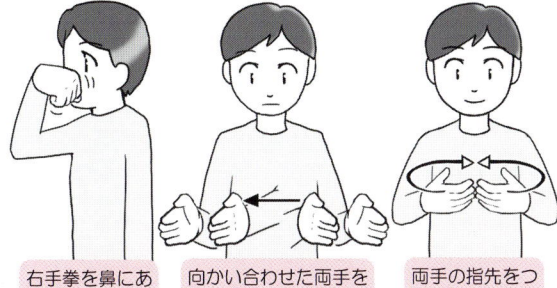
右手拳を鼻にあてて少し動かし
向かい合わせた両手を左から右へ移動させ
両手の指先をつけ、体の方に向けて円を描く

階層化(かいそうか)
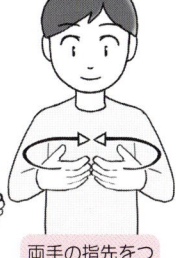
右手2指を、左手掌の上側につけてから下におろしてまた左掌につける

動機付け支援(どうきづけしえん)
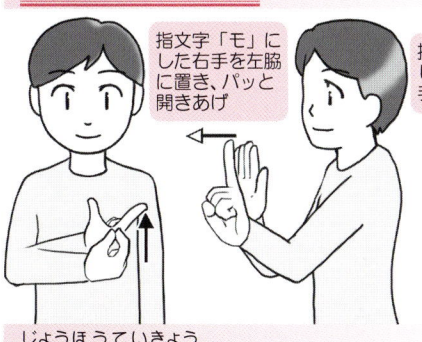
指文字「モ」にした右手を左脇に置き、パッと開きあげ
指文字「ヒ」にした左手甲を右手掌で押す

積極的支援(せっきょくてきしえん)
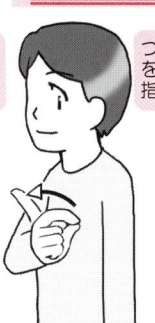
つまんだ右手2指を左脇に置き人差指を前に出し
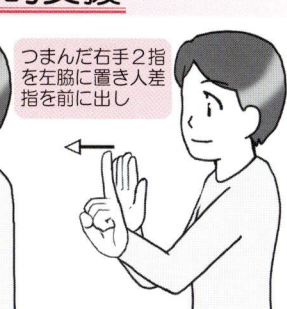
指文字「ヒ」にした左手甲を右手掌で押す

情報提供(じょうほうていきょう)
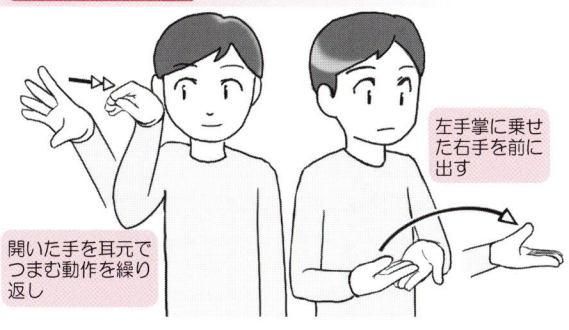
開いた手を耳元でつまむ動作を繰り返し
左手掌に乗せた右手を前に出す

81

生活習慣を改善しよう！

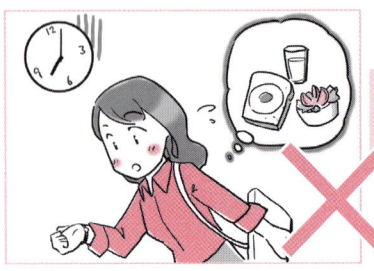

朝食や昼食を抜いたり夕食にまとめて食べないようにしよう

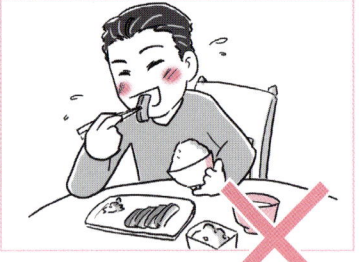

よく噛んでゆっくり食べよう

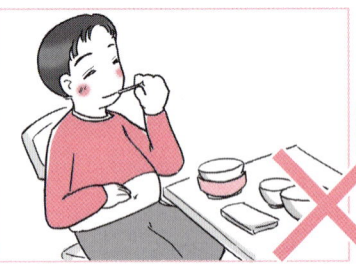

腹八分目に抑えよう

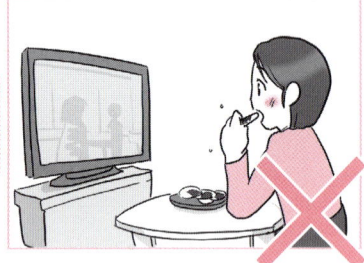

食べるときにテレビを見たり新聞を読んだりしないようにしよう

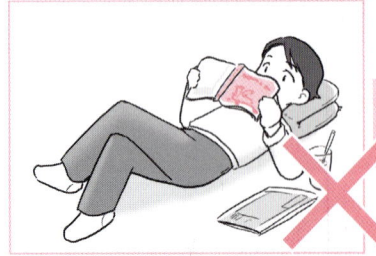

休日は家の中でごろごろせず外に出よう

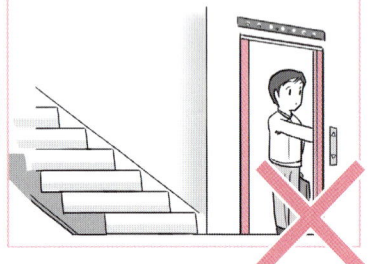

エレベーターよりも階段を使おう

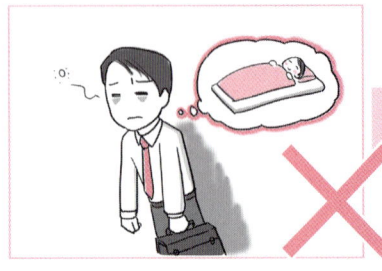

十分睡眠をとろう

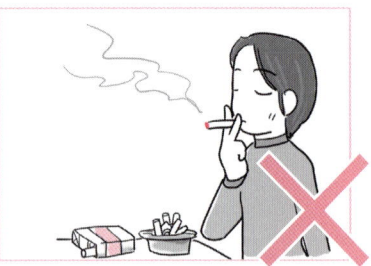

喫煙は絶対やめよう

特定保健指導とは
（とくていほけんしどう）

特定保健指導の目的は、生活習慣病予備群の人々を生活習慣病にさせないために、対象者が健診結果を理解して、自分の生活習慣を把握して改善目標を立て実行できるように支援し、最終的には自分の健康に関する自己管理ができるようにすることです。

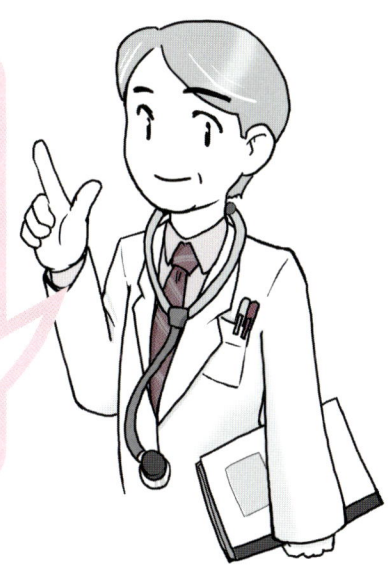

特定保健指導の実際の流れ

動機付け支援（原則1回の支援）

積極的支援（動機付け支援に加えて3ヵ月以上複数回にわたって継続して指導）

初回面接　指導・行動目標・支援計画の作成

初回は1人20分以上あるいは1グループ（8人以下）80分以上の面接と指導。

行動目標に優先順位をつけながら、実行可能な生活習慣改善の計画を対象者とともに作成。（目標とする腹囲、体重、それに対する1日の削減エネルギー（食事・身体活動）を設定）

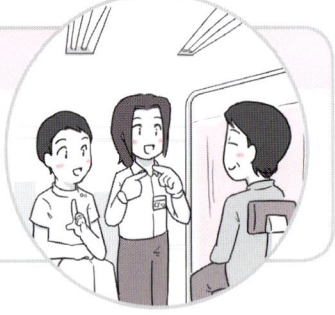

継続指導

面接、電話、電子メール（電子メール・FAX・手紙等）等を組み合わせて、3ヶ月以上継続して複数回の指導を行う。

継続指導のいずれかを中間評価とする（初回面接時に設定した腹囲、体重等の改善の有無を確認し、うまくいっていなかったら目標を修正）。

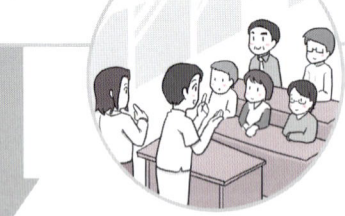

最終評価

初回面接の日から6ヵ月経過後に、面接または電話や電子メール等の通信手段を利用して効果の状況を確かめ評価する。

改善したらその生活習慣を継続する。
改善されなかったら病院を受診する。

特定保健指導を実施できる人

医師、保健師、管理栄養士、看護師（一定の保健指導の実務経験のある者）
健康運動指導士など専門的知識及び技術を有すると認められる者

▼ 保健指導スケジュール「積極的支援」の例

初回面接
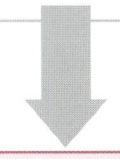
生活習慣の自己分析
生活習慣改善のための実践的な指導
目標の設定（体重、腹囲）と計測方法
行動目標と行動計画の作成

面接後の指導

1回目
往復ハガキによる支援・励ましと実施状況の確認（1往復）

2回目
グループ支援
（集まっての集団指導・80分）

3回目
電子メールによる支援・励ましと実施状況の確認（1往復）

4回目
一対一での会話による個別支援
（中間評価）
行動目標・行動計画実施状況の確認
必要に応じて行動目標・行動計画の修正（20分）

5回目
電話による支援・励ましと実施状況の確認（5分）

6ヶ月後… 最終評価
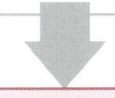
電話や往復はがきによる最終評価
目標達成度の確認
よい生活習慣継続のための支援

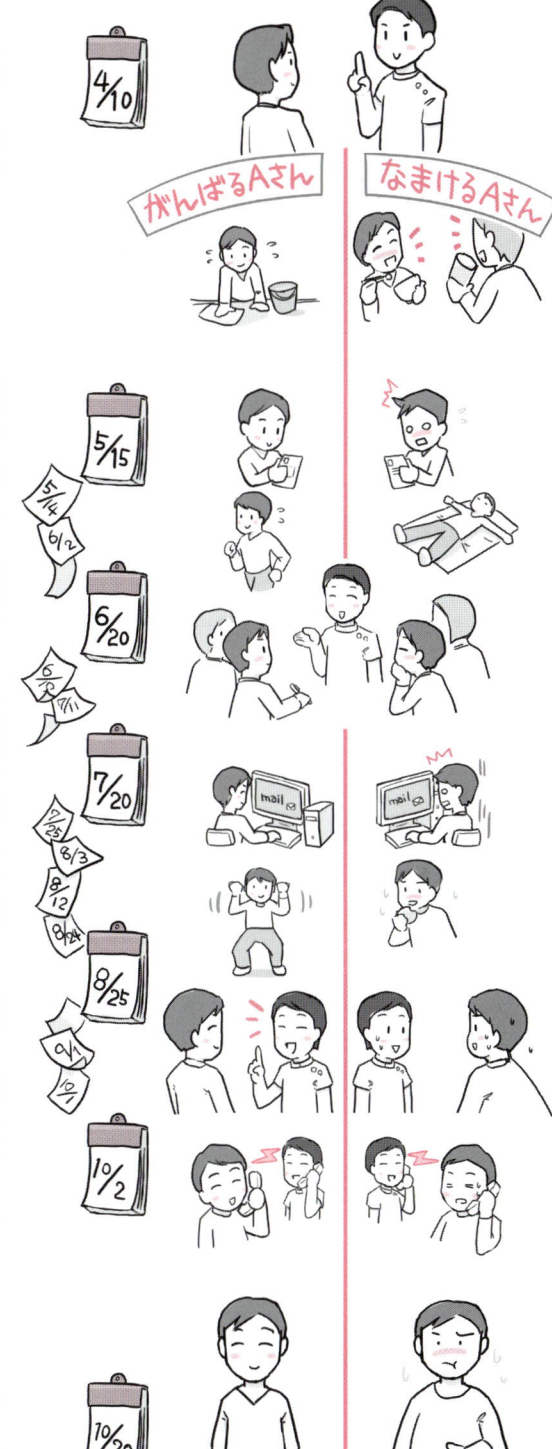

85

特定保健指導の対象になったら

　メタボリックシンドロームおよびその予備群は自覚症状がほとんどないので、ついつい放置しがちですが、メタボリックシンドロームの状態をそのままにしておくと、動脈硬化が実年齢よりも早く進みます。その結果、心筋梗塞や脳梗塞などの命にかかわる病気が生じたり、その後遺症で不自由な生活を強いられる危険性が高くなります。

　症状をなくすために1日でも早く生活改善に取り組みましょう。

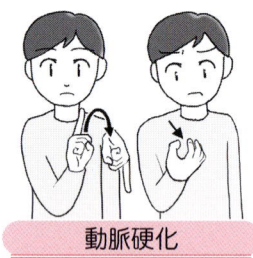

動脈硬化

＜動脈硬化＞
動脈の壁が厚くなって弾力性が低下したり
内腔が狭くなったりすることをいいます。

▼ メタボだったら　メタボに近かったら　こうしよう

メタボは内臓脂肪の蓄積なので、まず内臓脂肪を減らしましょう。
腹囲を1cm減らすことは体重を1kg減らすのに相当します。

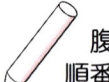 腹囲が男性85cm以上、女性90cm以上の人は次の①〜⑤の順番に計算して、自分にあった腹囲の減少法を作成してみましょう。

①あなたの腹囲は？
[①] cm

②当面目標とする腹囲は？
[②] cm

メタボリックシンドロームの基準値は男性85cm、女性90cmですが、それを大幅に超える場合は、無理をせずに段階的な目標を立てましょう。

③当面の目標達成までの期間は？

確実にじっくりコース：
[①－②] cm ÷ 0.5cm／月 ＝ [③] か月

がんばるコース：
[①－②] cm ÷ 　1cm／月 ＝ [③] か月

急いでがんばるコース：
[①－②] cm ÷ 　2cm／月 ＝ [③] か月

④目標達成までに減らさなければならないエネルギー量は？

[①－②] cm×7,000kcal※ ＝ [④] kcal

[④] kcal ÷ [③] か月 ÷ 30日 ＝ 1日あたりに減らすエネルギー [ ] kcal

※腹囲1cm（＝体重1kg）を減らすのに、約7,000kcalが必要です。

⑤そのエネルギー量はどのように減らしますか？

1日あたりに減らすエネルギー [ ] kcal

→ 運動で [ ] kcal
→ 食事で [ ] kcal

食事だけではだめ！運動だけではムリ！

無理なく内臓脂肪を減らすためには運動と食事の両方でバランスよく減らす必要です。運動をしないで食事だけで減らすと必要な栄養素まで減らすだけでなく、体脂肪は変わらず筋力は低下したりします。

平日と休日では時間の使い方も違うと思いますので、週単位で減らすように考えるのが、長続きするコツです。

体重や腹囲を毎日測って記録すると自分の努力が目に見えるので効果的です。ただし、時間を決めて測ることが大切です。正しい使い方で測らなければ正しい結果は得られませんので注意しましょう。

▼ 自分がいるステージを把握しよう

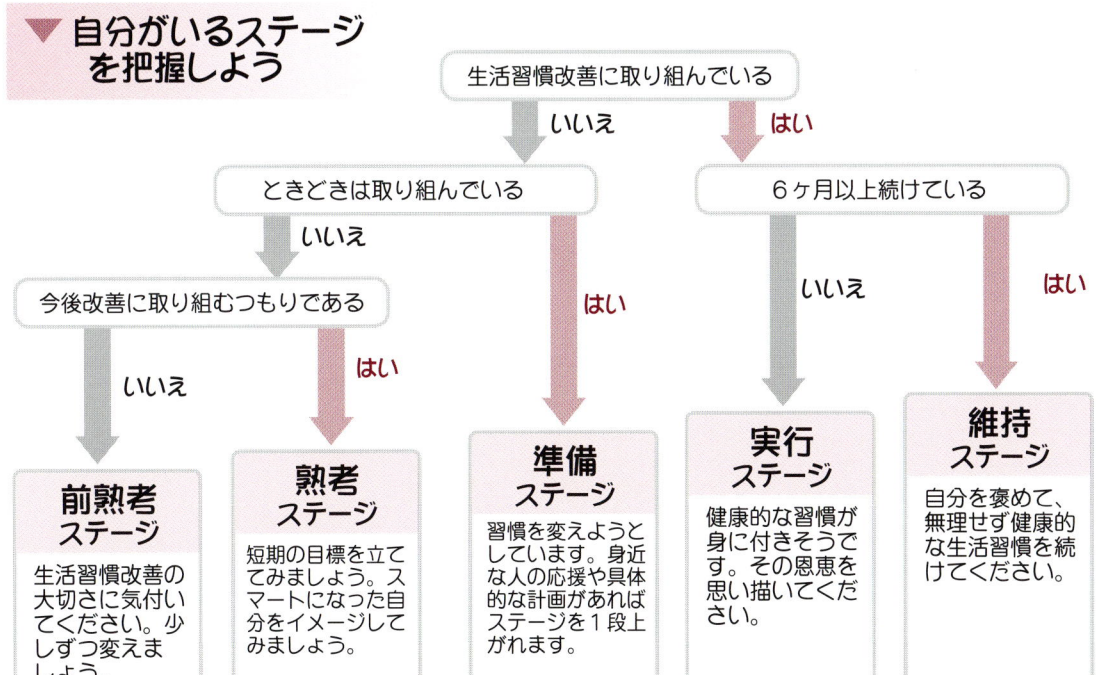

87

初回面接

初回面接での質問例

こちらにいらした理由について、心当たりはありますか？

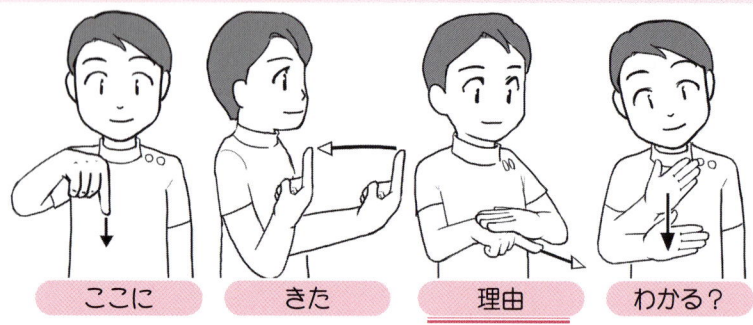

メタボリックシンドロームがどのようなものかご存知ですか？

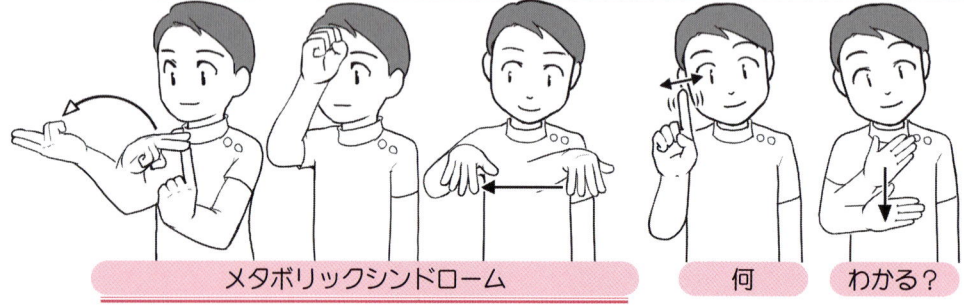

腹囲が〇〇cmになった理由に心当たりはありますか？

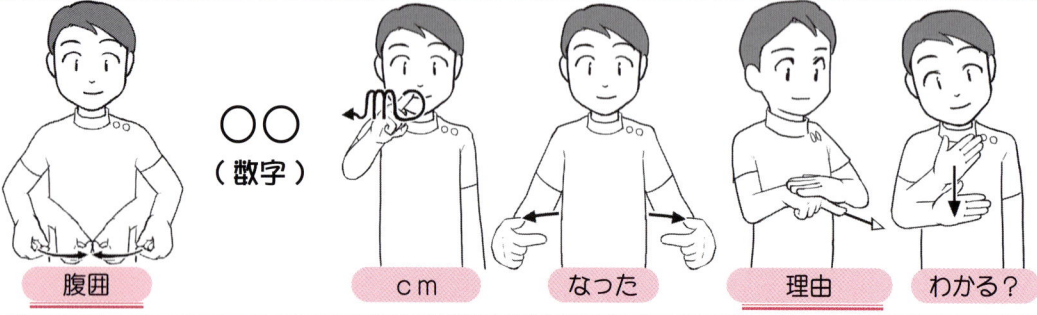

体重が〇〇kgになった理由に心当たりはありますか？

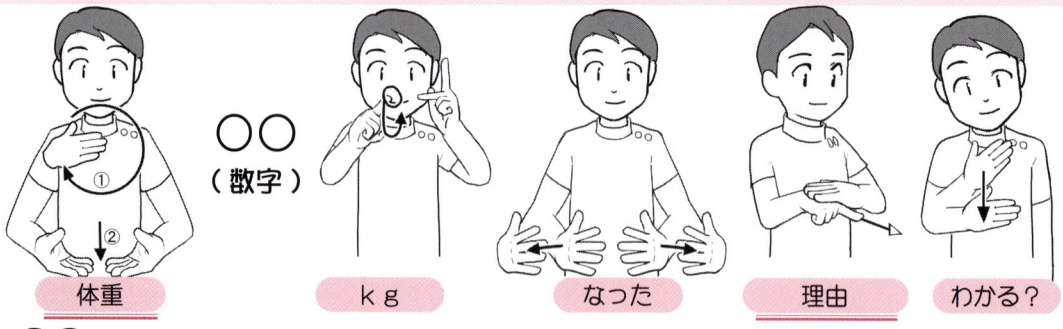

朝ご飯は何を食べますか？

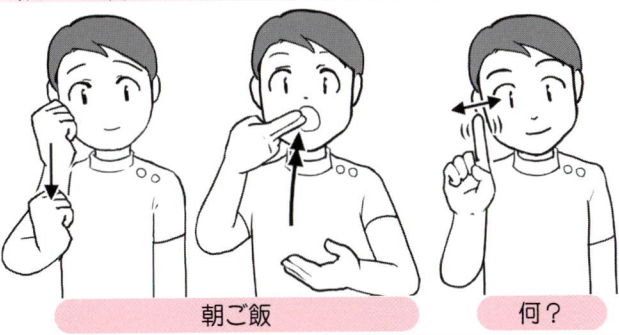

お昼はどんなものを食べますか？

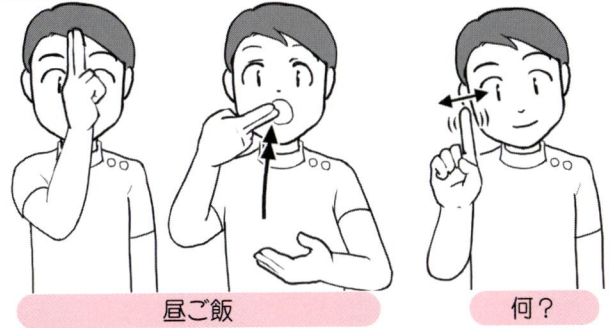

甘いものを食べることがありますか？

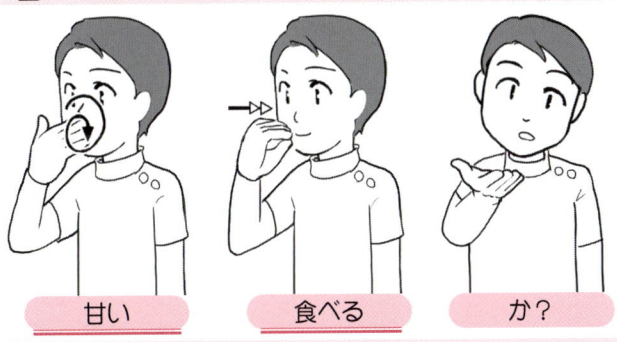

夜ご飯は何を食べていますか？

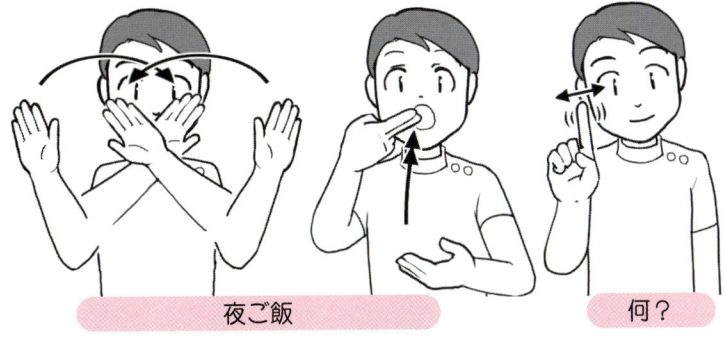

お腹がいっぱいになるまで食べていますか？

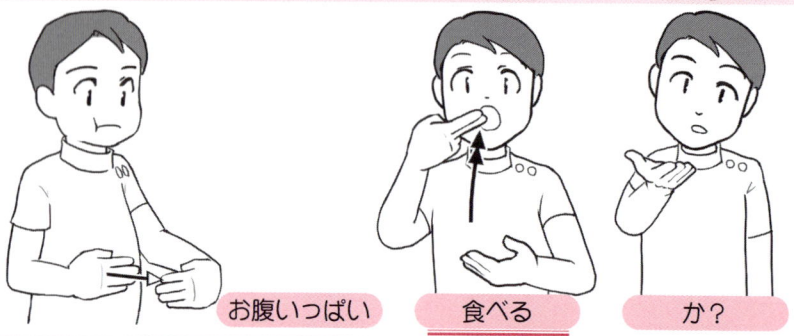

アルコールは、何をどれくらい飲みますか？

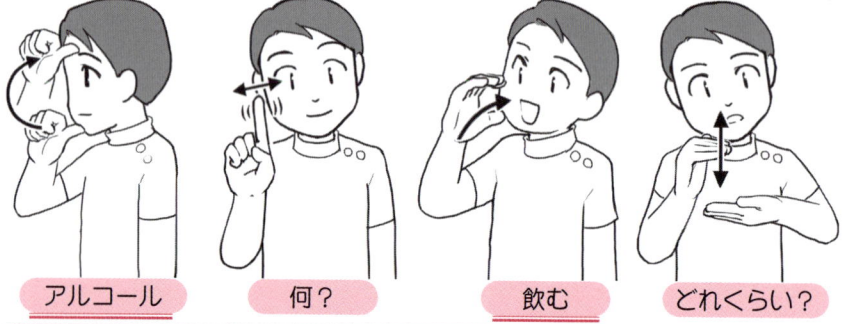

おつまみは何を食べますか？

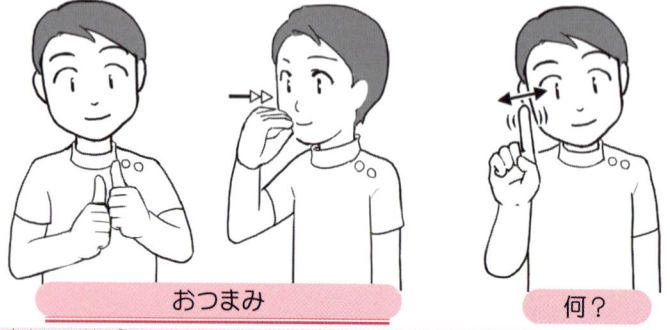

何か量を減らせそうなものはありますか？

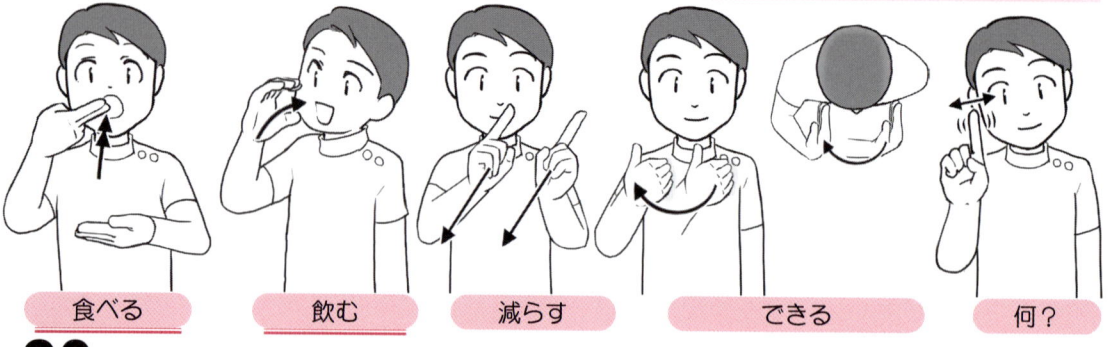

他に何か量を減らせそうなものはありますか？

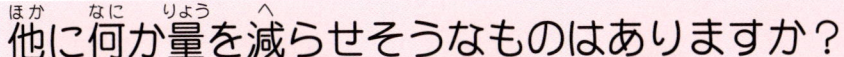

| ほかに | 減らす | できる | | 何？ |

身体活動はふだん何をしていますか？

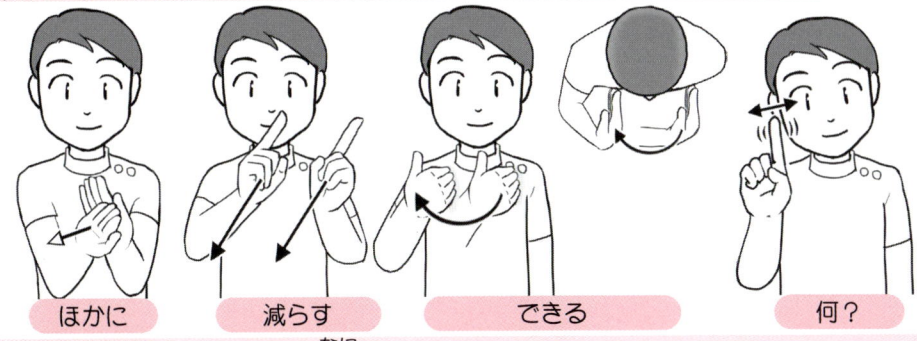

| | 身体活動 | 毎日 | やる | 何？ |

何かやってみたい身体活動はありますか？

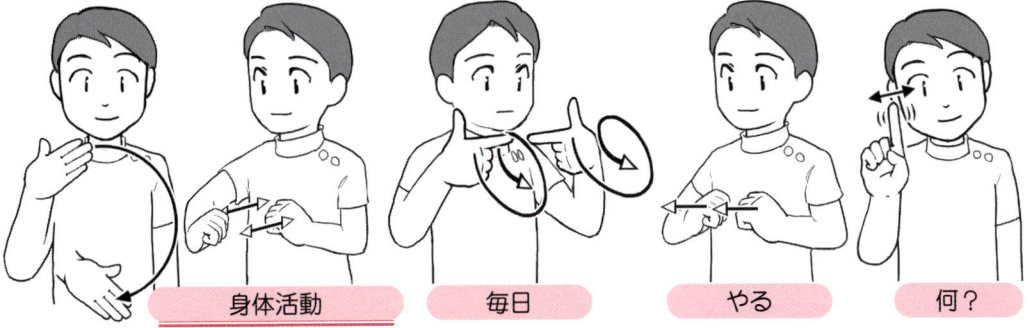

| | 身体活動 | 今後 | やりたい | 何？ |

一色さんの回答例

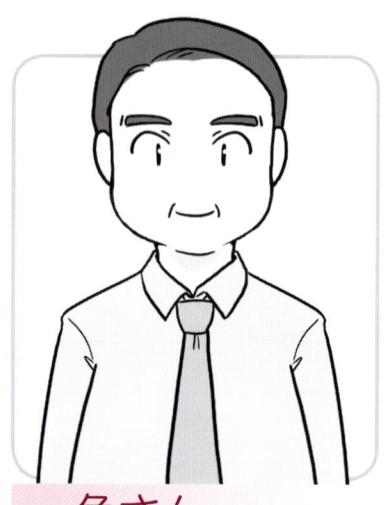

一色さん
男性 会社員 45歳

身　長：170cm
体　重：85kg
腹　囲：95cm
ＢＭＩ：29.4kg/m²
喫　煙：有（30本／日）
リスク：3つ（空腹時血糖値112mg/dL
　　　　　　中性脂肪210mg/dL、喫煙）
問題点：酒・つまみ

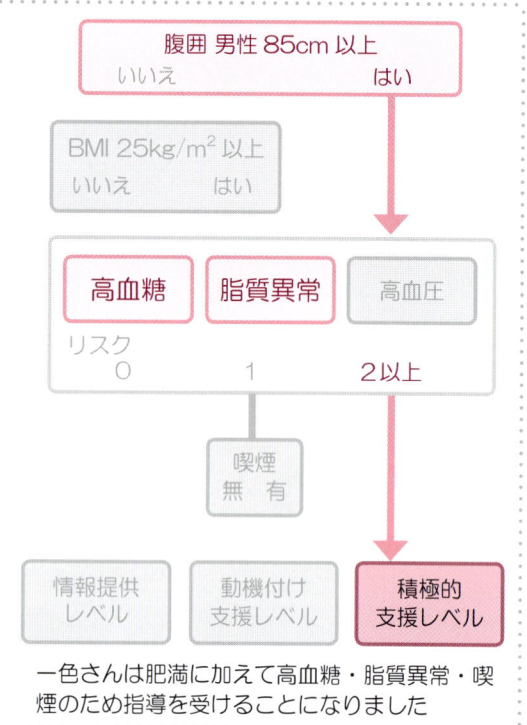

一色さんは肥満に加えて高血糖・脂質異常・喫煙のため指導を受けることになりました

Q こちらにいらした理由について、心当たりはありますか？
A 健康診断の結果、メタボリックシンドロームと言われたからきました。

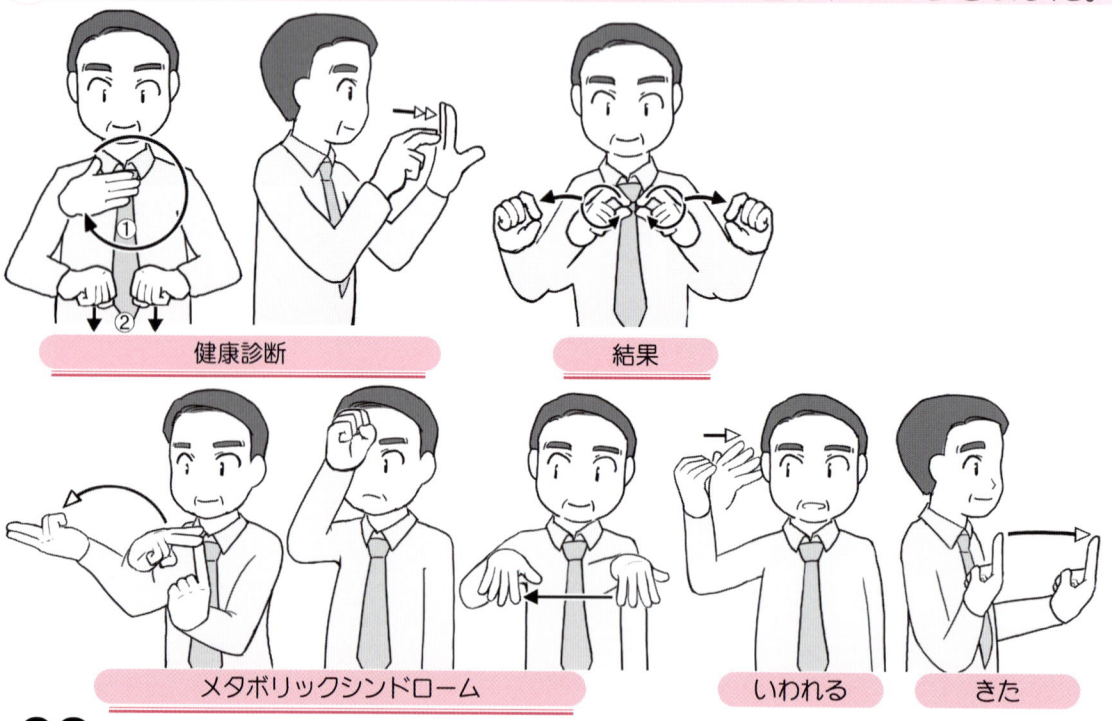

健康診断　　　　　　　　結果

メタボリックシンドローム　　　いわれる　きた

92

Q メタボリックシンドロームがどのようなものかご存知ですか?
A 太っていて、病気が出やすくなるのかな?

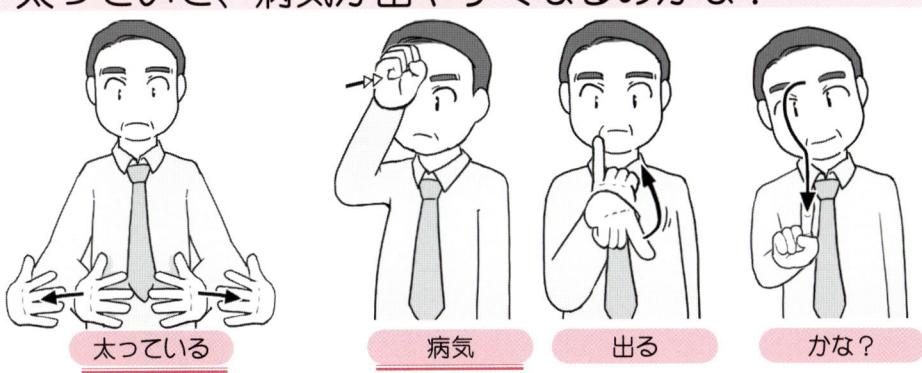

Q 腹囲が95cmになった理由に心当たりはありますか?
A 残業が多く、帰宅後11時くらいに食事をします。
酒の量も増えたから?

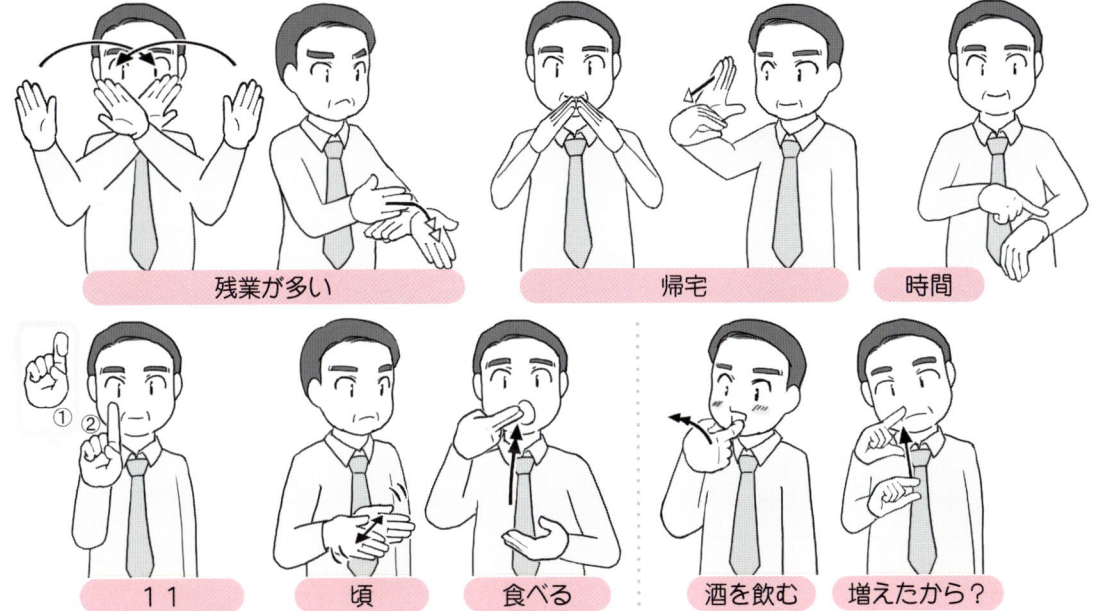

Q 朝ご飯は何を食べますか?
A いつも食べないです。

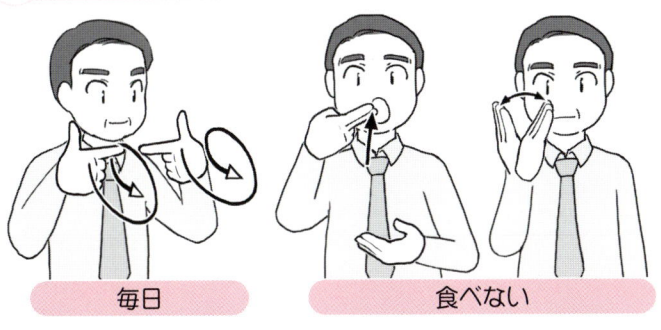

Q お昼はどんなものを食べますか？

A 会社の近くで弁当を買うか、または、カレー、ラーメン、スパゲッティ、中華料理などを食べに行きます。

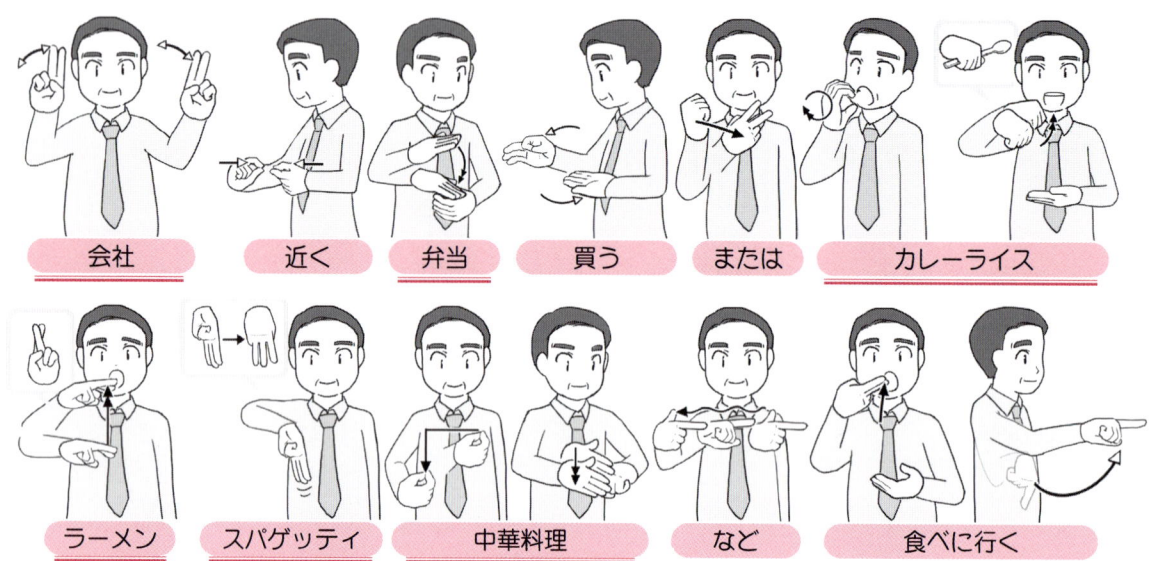

会社　近く　弁当　買う　または　カレーライス

ラーメン　スパゲッティ　中華料理　など　食べに行く

Q 甘いものを食べることがありますか？

A 会社で毎日おやつを食べます。

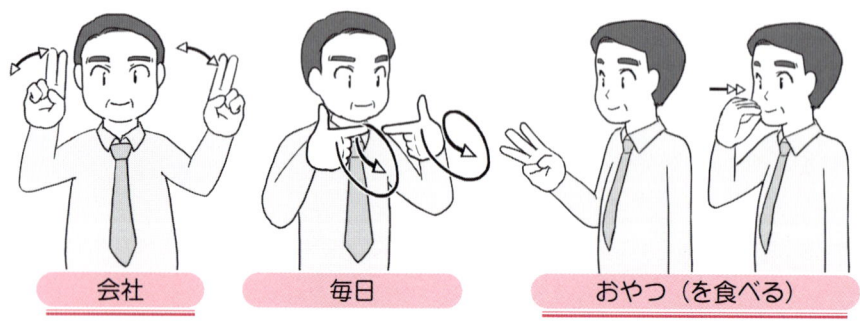

会社　毎日　おやつ（を食べる）

Q 夜ご飯は何を食べていますか？
A コンビニで弁当を買ったり、ハンバーガー、牛丼、ラーメンなどを食べに行きます。

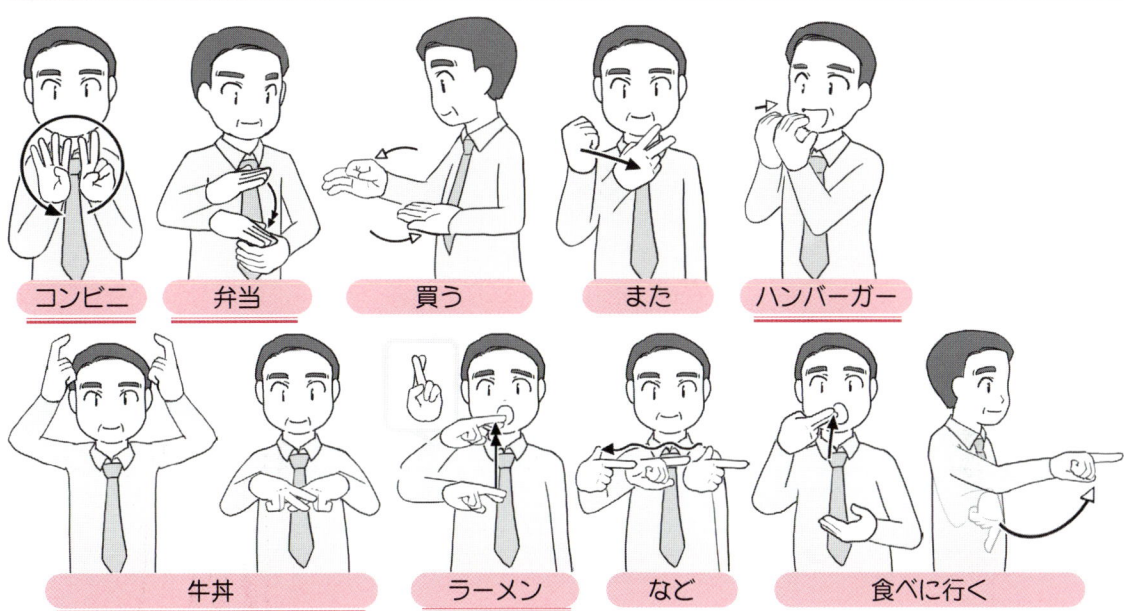

Q お腹がいっぱいになるまで食べていますか？
A 大盛りをお腹いっぱい食べ、風呂に入った後、ビールを飲んでアイスクリームを食べます。

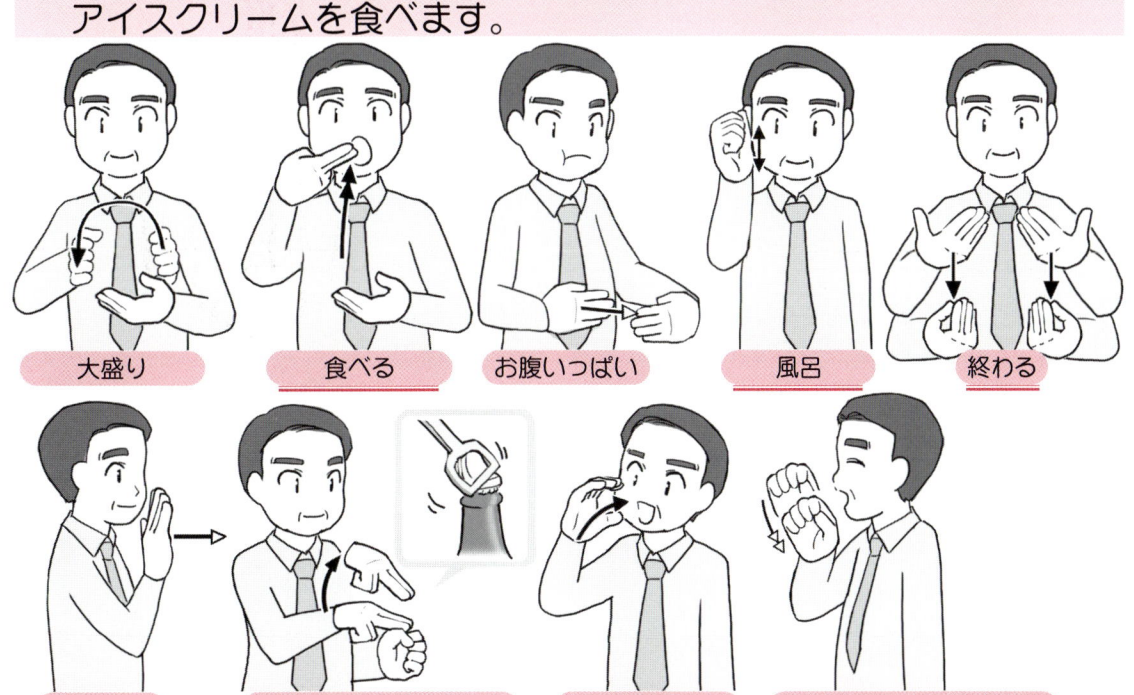

Q アルコールは、何をどれくらい飲みますか？
A 毎日、350ml の缶ビールを1本、焼酎を2杯くらい飲みます。

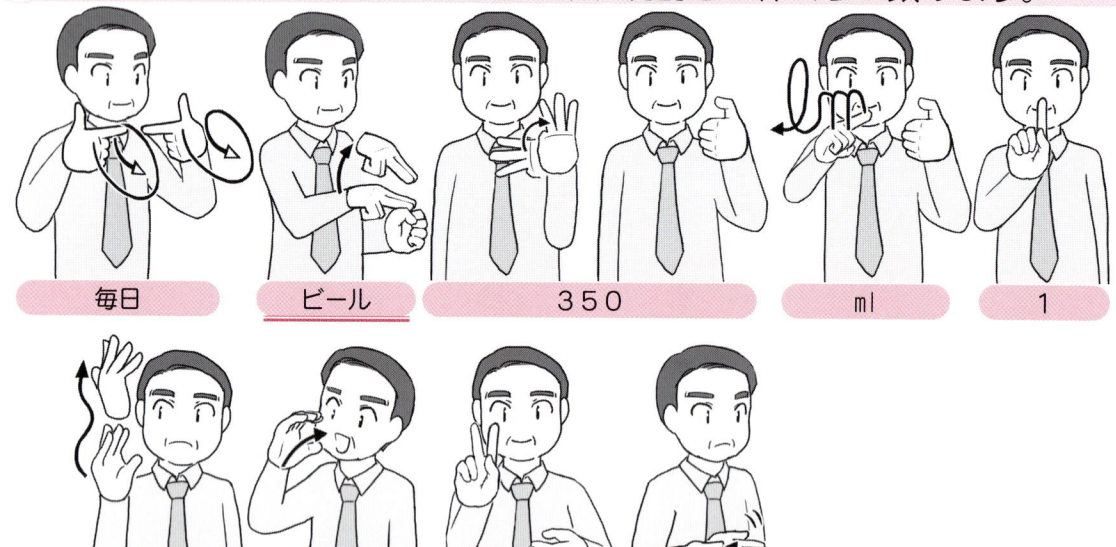

Q おつまみは何を食べますか？
A ポテトチップスなどのスナック菓子が多いです。

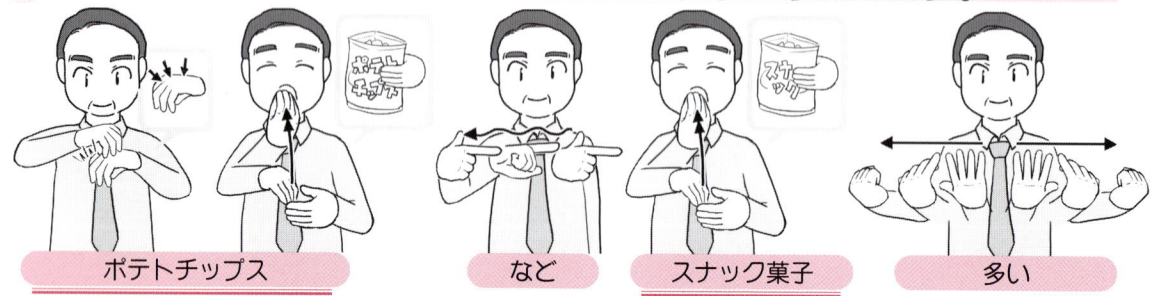

Q 何か量を減らせそうなものはありますか？
A 酒を飲む量を半分にして、飲む日は週5日以内にします。

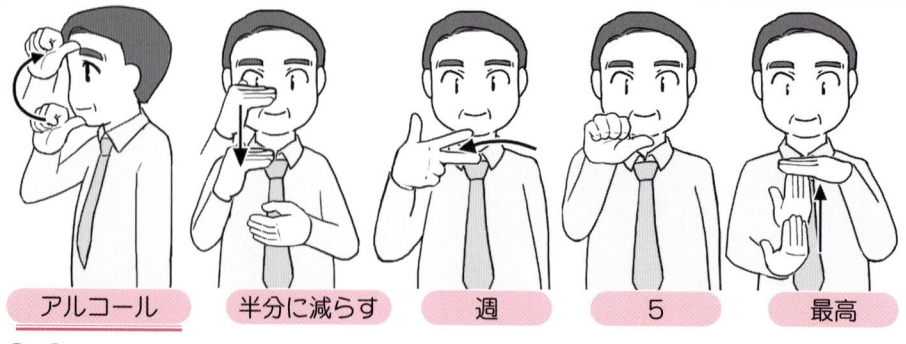

Q 他に何か量を減らせそうなものはありますか？
A 風呂上がりに食べているアイスクリームを減らします。

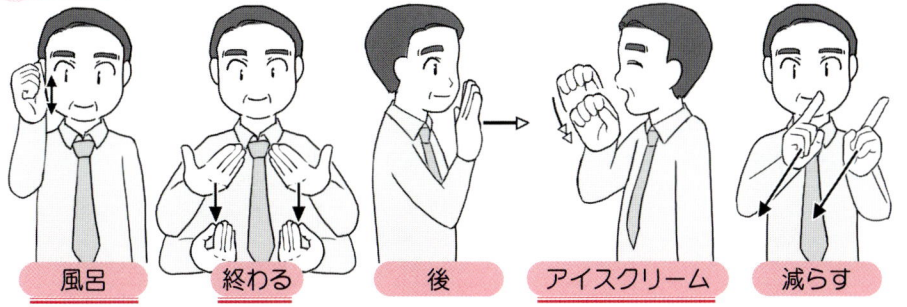

| 風呂 | 終わる | 後 | アイスクリーム | 減らす |

Q 身体活動はふだん何をしていますか？
A 通勤時に往復２０分歩いています。

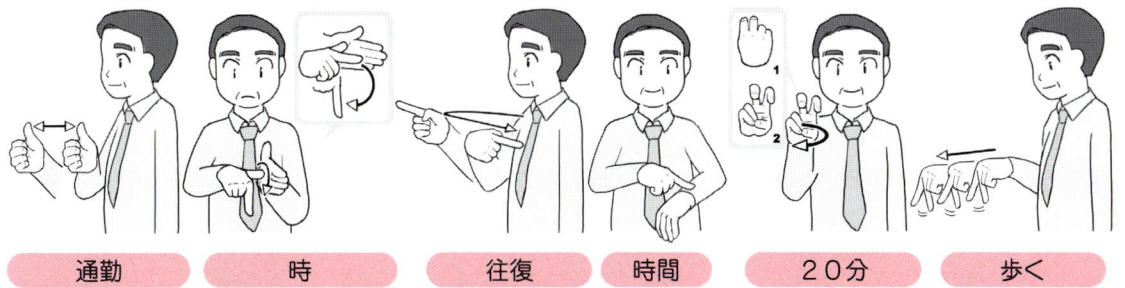

| 通勤 | 時 | 往復 | 時間 | ２０分 | 歩く |

Q 何かやってみたい身体活動はありますか？
A 家から駅までのバスをやめて、１日あたりもう２０分歩くようにしてみます。

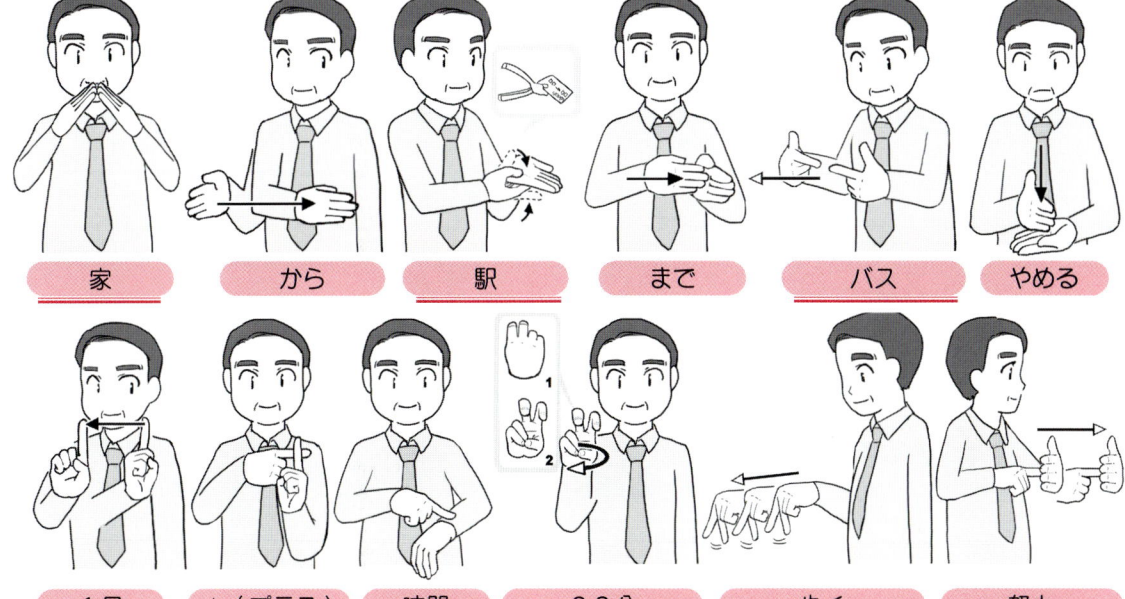

| 家 | から | 駅 | まで | バス | やめる |
| １日 | ＋（プラス） | 時間 | ２０分 | 歩く | 努力 |

97

一色さんの腹囲の減少法を作成してみましょう。

①あなたの腹囲は？　95 cm

②当面目標とする腹囲は？　89 cm

メタボリックシンドロームの基準値は男性８５ｃｍ、女性９０ｃｍですが、それを大幅に超える場合は、無理をせずに段階的な目標を立てましょう。

③当面の目標達成までの期間は？

確実にじっくりコース： ①-② cm ÷ 0.5cm/月 = ③ か月

(がんばるコース)： 6 cm ÷ 1cm/月 = 6 か月

急いでがんばるコース： ①-② cm ÷ 2cm/月 = ③ か月

④目標達成までに減らさなければならないエネルギー量は？

6 cm × 7,000kcal※ = 42,000 kcal

42,000 kcal ÷ 6 か月 ÷ 30日 = 1日あたりに減らすエネルギー 233 kcal

※腹囲１ｃｍ（＝体重１ｋｇ）を減らすのに、約７，０００kcal が必要です。

⑤そのエネルギー量はどのように減らしますか？

1日あたりに減らすエネルギー 240 kcal
→ 運動で 90 kcal
→ 食事で 150 kcal

食事だけではだめ！運動だけではムリ！

二宮さんの回答例

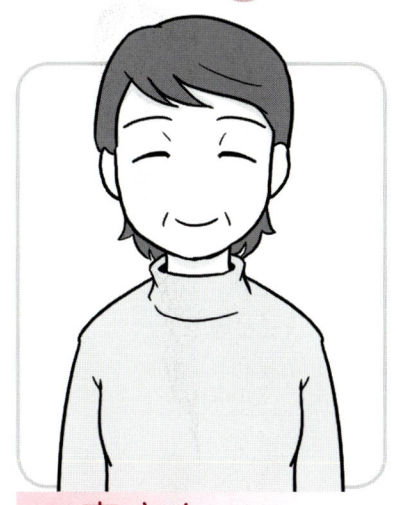

二宮さん
女性 主婦 50歳

身　長：155cm
体　重：63kg
腹　囲：89cm
ＢＭＩ：26.2kg/m²
喫　煙：無
リスク：1つ（中性脂肪 183mg/dL）
問題点：間食

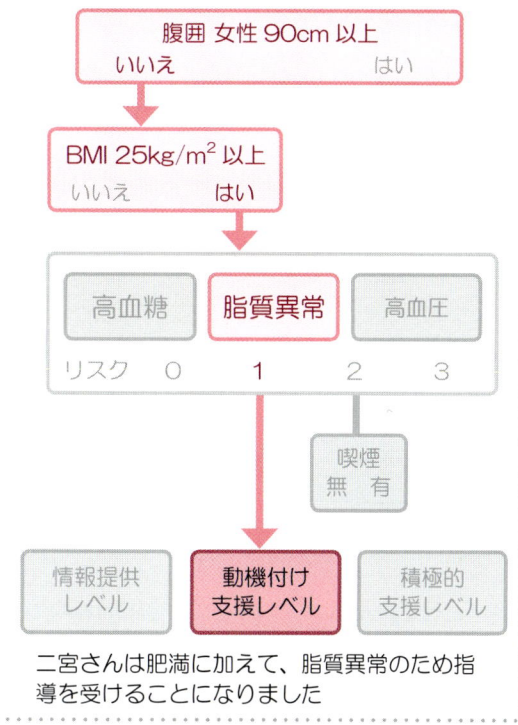

二宮さんは肥満に加えて、脂質異常のため指導を受けることになりました

Q こちらにいらした理由について、心当たりはありますか？
A 何となくわかります。太っているからですよね。

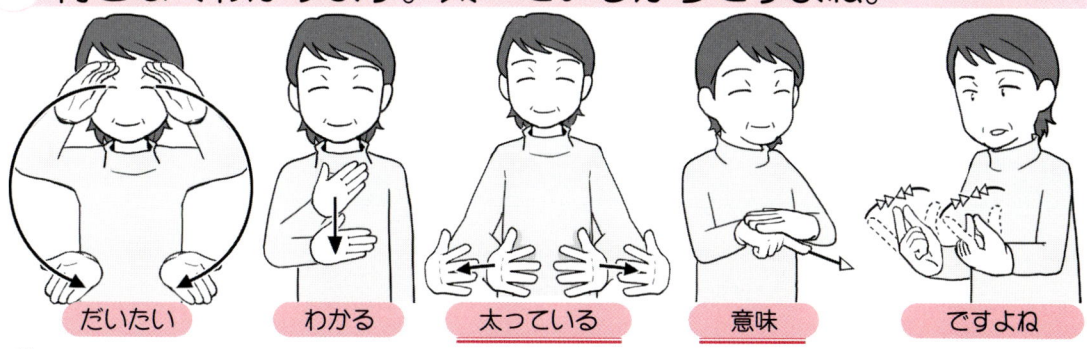

だいたい　わかる　太っている　意味　ですよね

Q メタボリックシンドロームがどのようなものかご存知ですか？
A 初めて聞きました。

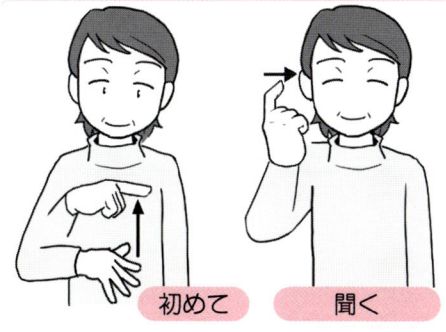

初めて　聞く

Q 体重が６３kgになった理由に心当たりはありますか？

A 育ち盛りの子どもがいるので、おいしいものを食べさせたいと料理を作っている時につまみ食いをしてしまいます。残ったものももったいないので全部食べています。

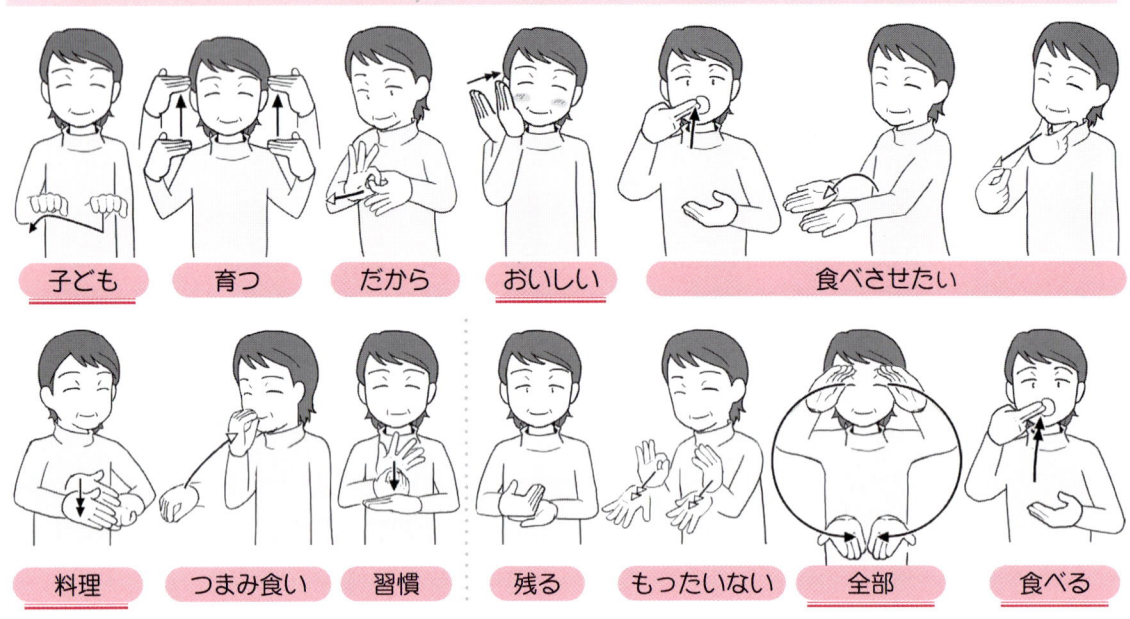

Q 朝ご飯は何を食べますか？

A ピーナツバターを塗ったパンを食べ、サラダとフルーツを食べます。シリアルだけの時もあります。

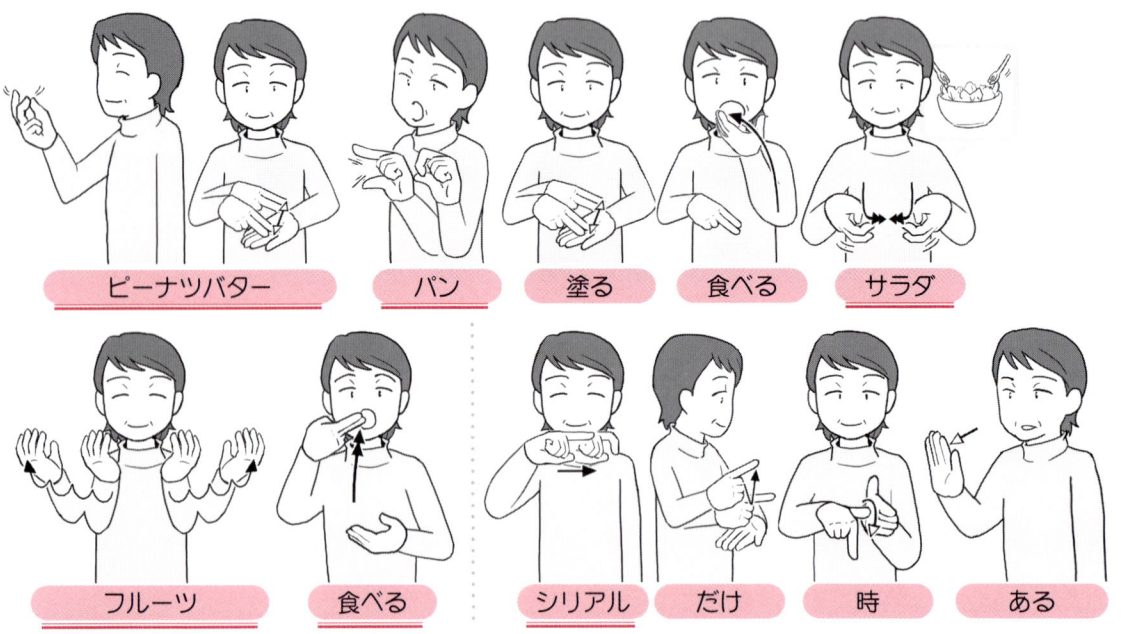

Q お昼はどんなものを食べますか？
A 友達とレストランでランチをすることが多いです。

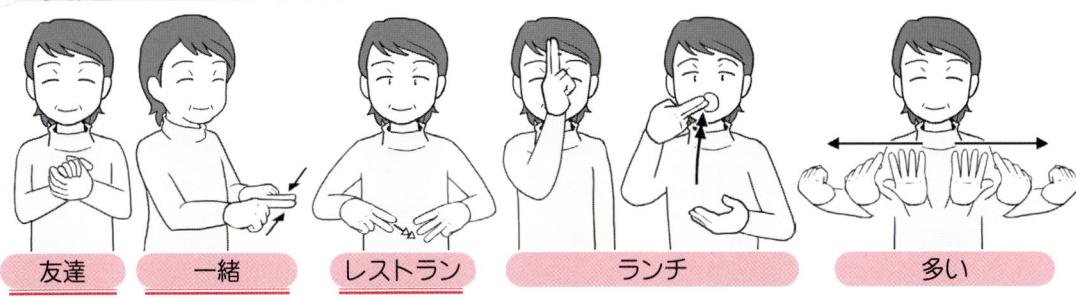

Q 甘いものを食べることがありますか？
A 子どものおやつにスイートポテトやプリンを作り、一緒に食べています。

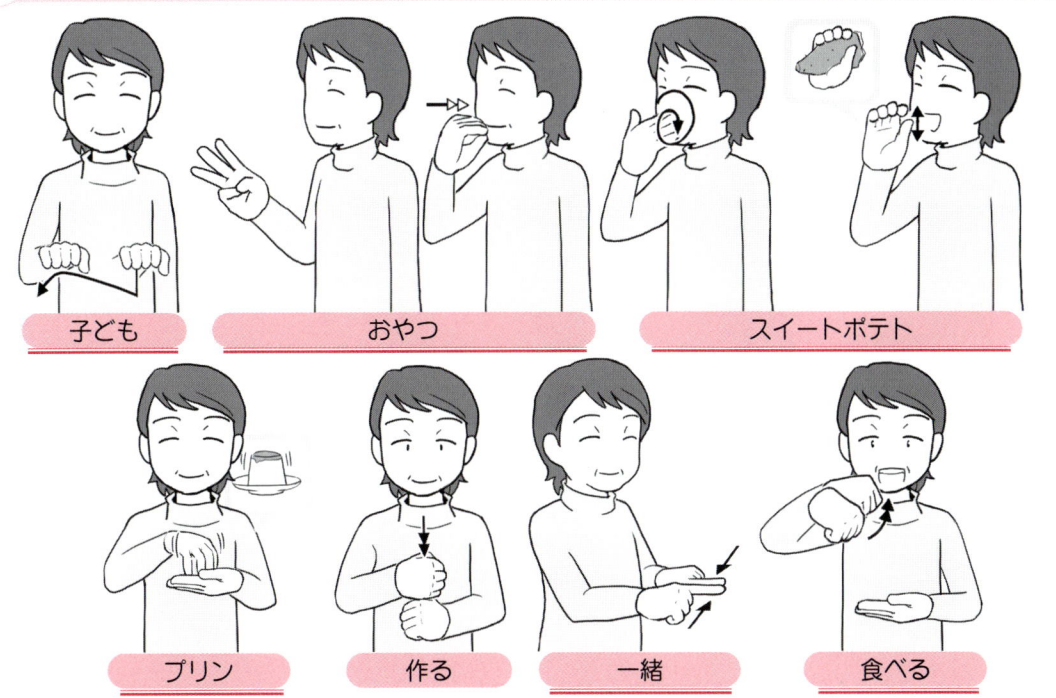

Q 夜ご飯は何を食べていますか？
A 鶏の唐揚げやハンバーグ、サラダなどたくさん作って家族で食べています。

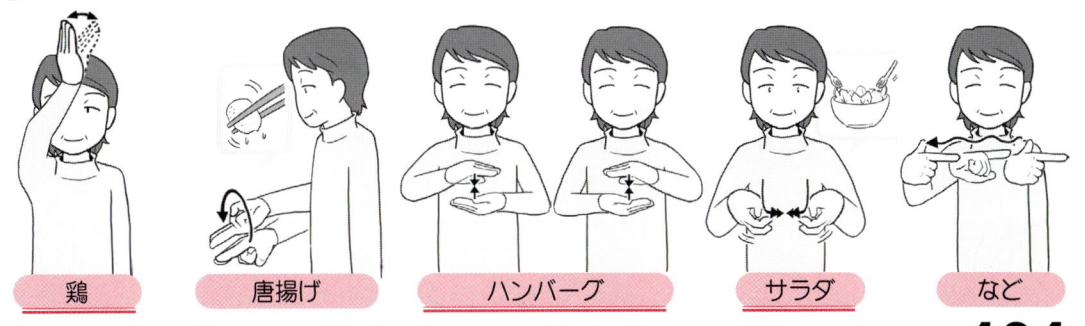

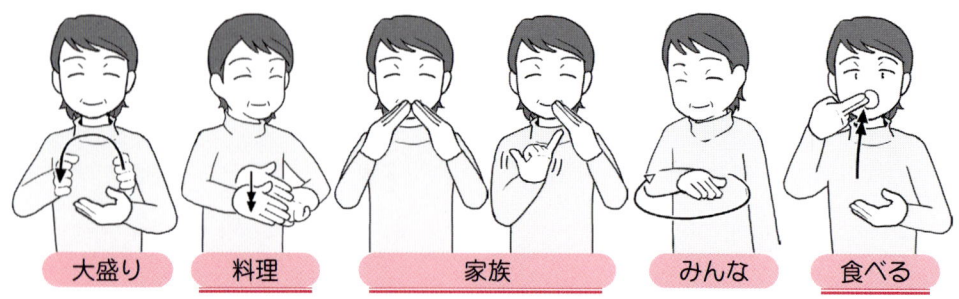

Q お腹がいっぱいになるまで食べていますか？
A そういえば、お腹いっぱい食べた後でも、デザートは別腹なので食べられます。

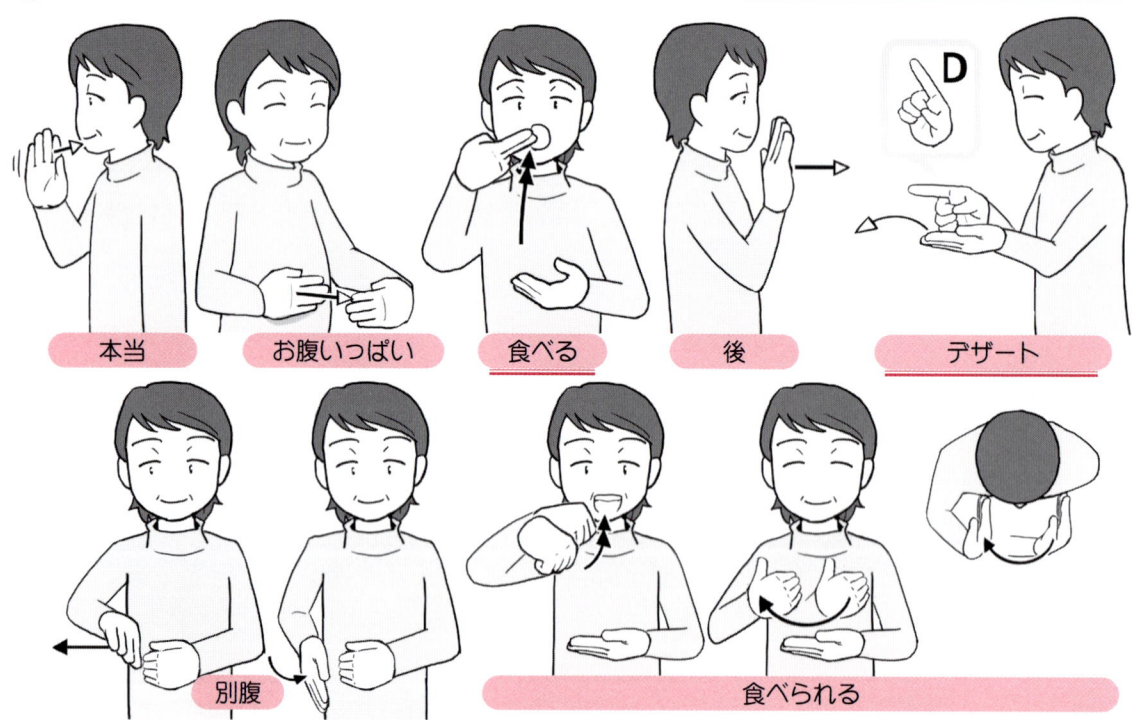

Q アルコールは何をどれくらい飲みますか？
A まったく飲みません。

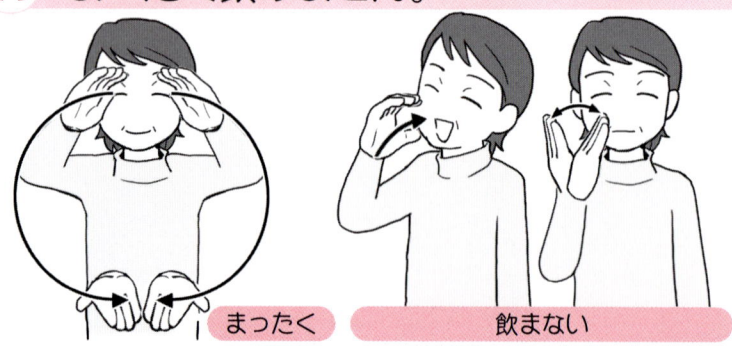

Q 何か量を減らせそうなものはありますか？

A デザートは、毎日ではなく１日おきにするよう努力します。

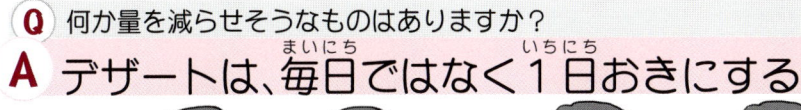

| デザート | 毎日 | やめる | １日おき | 努力 |

Q 他に何か量を減らせそうなものはありますか？

A 腹八分目を心がけるようにします。

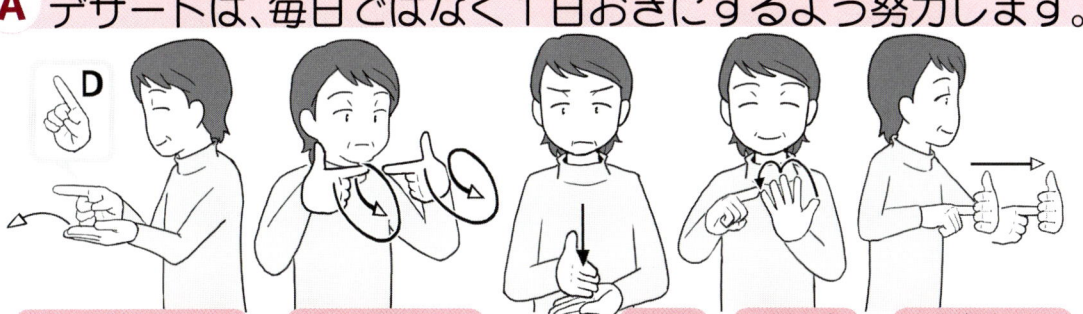

| 腹八分目 | 注意 |

「腹八分目」の手話は、右手を、腹から左手に乗せる時に数字「８」にします。

Q 身体活動はふだん何をしていますか？

A 自宅から駐車場まで歩く以外は動きません。

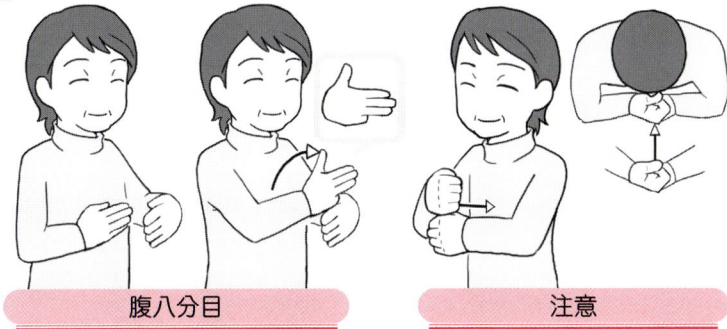

| 家 | 駐車場 | 間 |

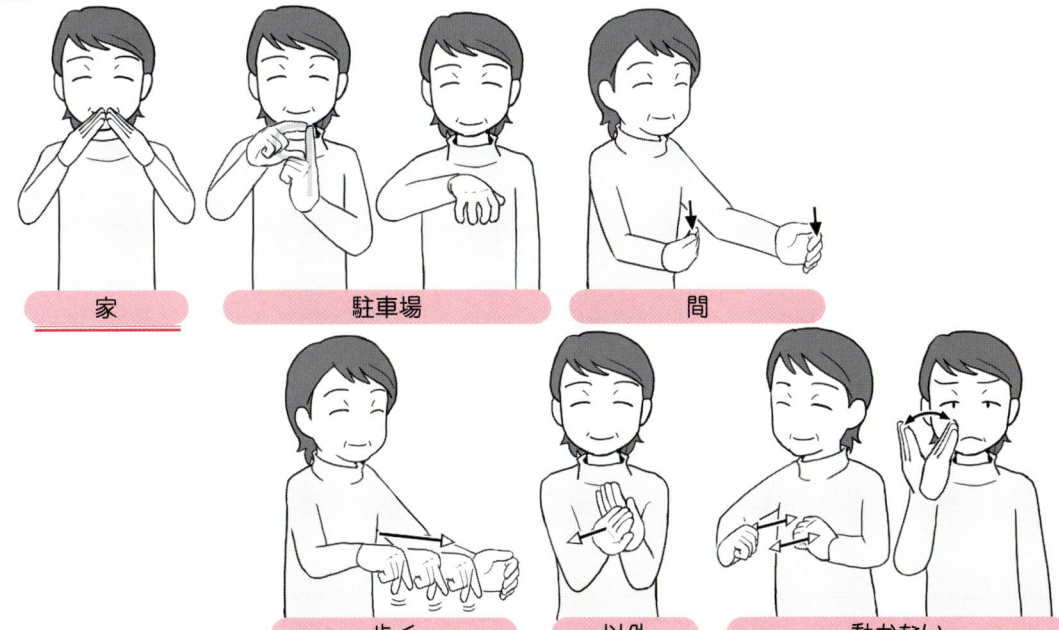

| 歩く | 以外 | 動かない |

103

Q 何かやってみたい身体活動はありますか？

A 買物は車ではなく自転車で行きます。片道１５分くらいでしょうか。

| 買物 | 自動車 | やめる | 自転車 | 行く |

| 片道 | 時間 | １５ | 分 | くらい | 予想 |

三上さんの回答例

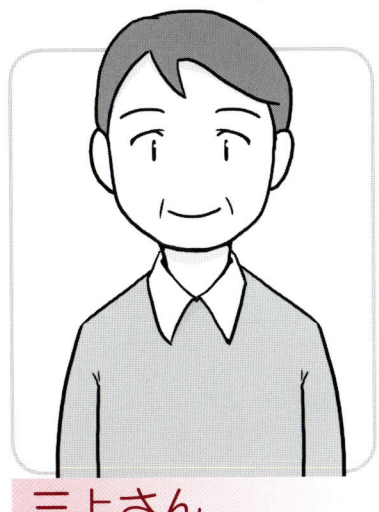

三上さん
男性 定年退職者 62歳

身　長：160cm
体　重：69kg
腹　囲：83cm
ＢＭＩ：27.0kg/m²
喫　煙：無
リスク：1つ
　　　（血圧140/80mmHg）
問題点：運動不足

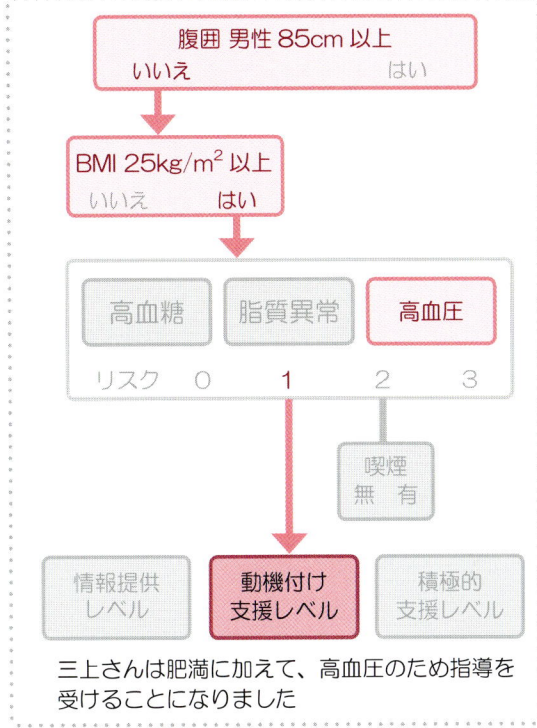

三上さんは肥満に加えて、高血圧のため指導を受けることになりました

Q こちらにいらした理由について、心当たりはありますか？
A よくわかりません。

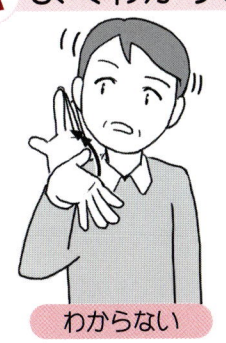

わからない

Q メタボリックシンドロームがどのようなものかご存知ですか？
A 肥満(ひまん)というイメージがあります。

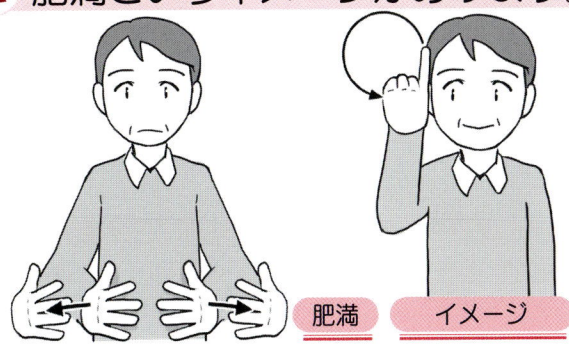

肥満　イメージ

Q 体重が６９kgになった理由に心当たりはありますか？
A 定年後、家にいることが多いからと思います。

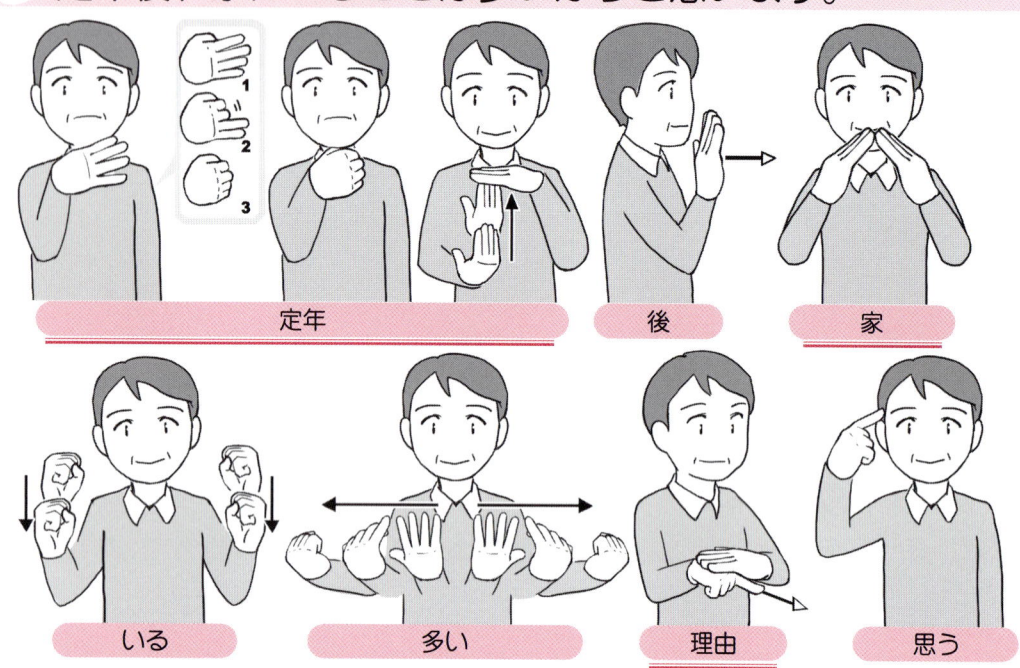

Q 朝ご飯は何を食べますか？
A ご飯と味噌汁と納豆と魚を食べています。

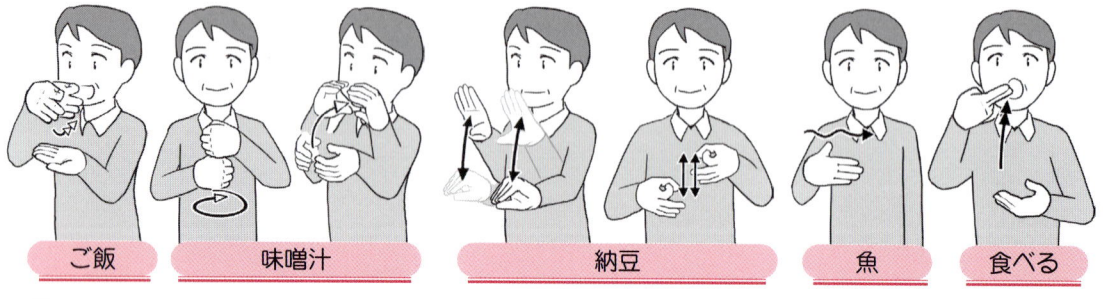

Q お昼はどんなものを食べますか？
A 佃煮や漬物でお茶漬けを食べます。

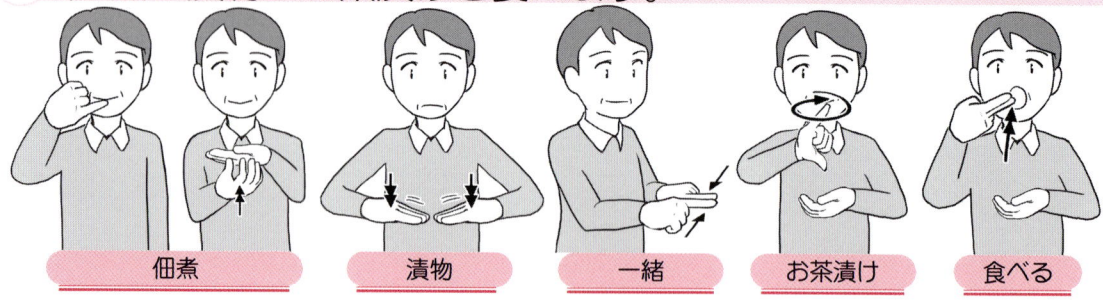

Q 甘いものを食べることがありますか？

A 暇だとつい饅頭や甘納豆などを食べてしまいます。

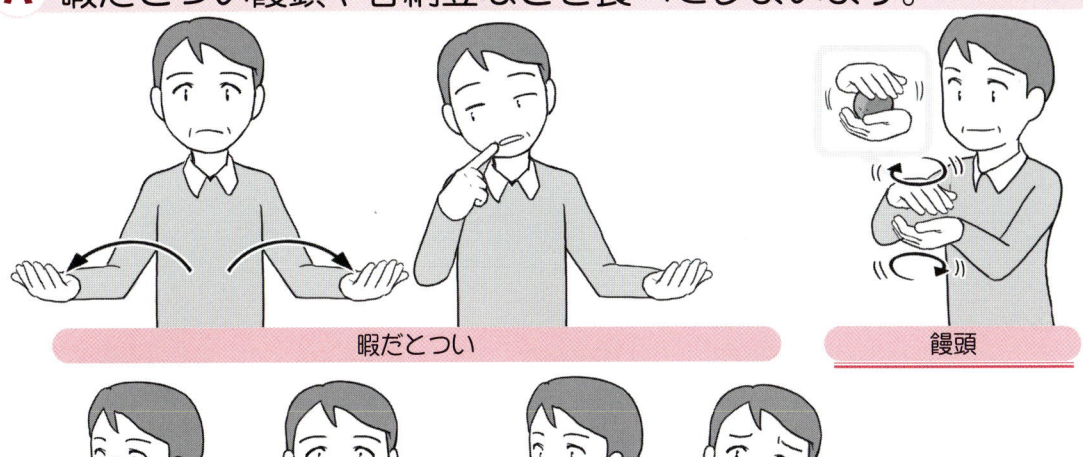

| 暇だとつい | 饅頭 |
| 甘納豆 | 食べる | 後悔 |

Q 夜ご飯は何を食べていますか？

A 魚や野菜炒めを食べています。

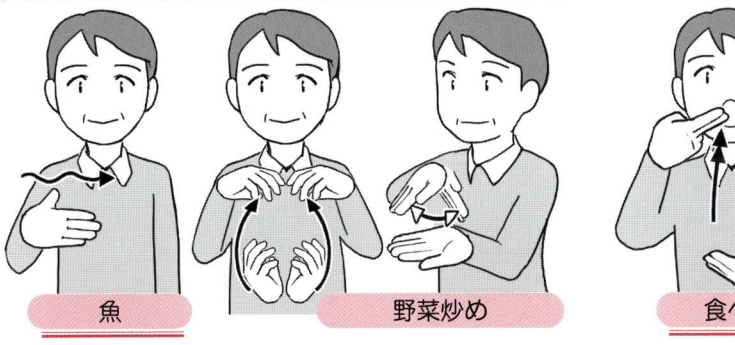

| 魚 | 野菜炒め | 食べる |

Q お腹がいっぱいになるまで食べていますか？

A 腹八分目を心がけています。

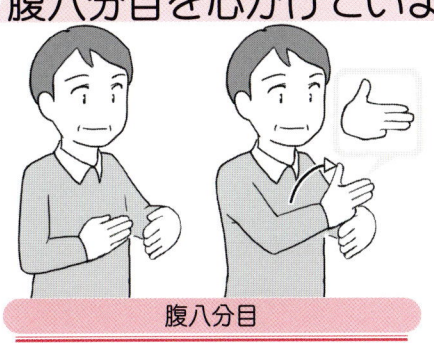
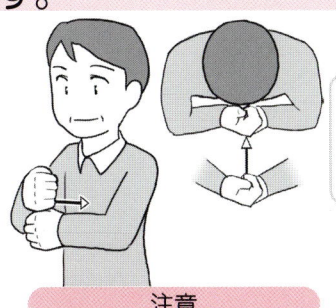

| 腹八分目 | 注意 |

「腹八分目」の手話は、右手を、腹から左手に乗せる時に数字「8」にします。

107

Q アルコールは、何をどれくらい飲みますか？
A 週1回ウイスキーを一杯飲みます。

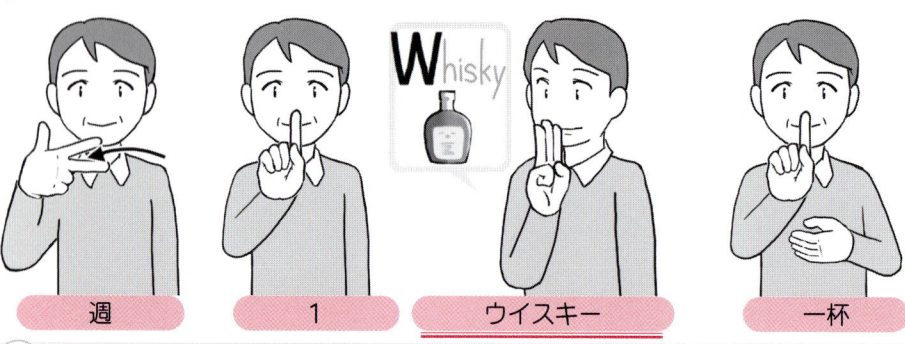

| 週 | 1 | ウイスキー | 一杯 |

Q おつまみは何を食べますか？
A チーズやするめを食べることが多い。

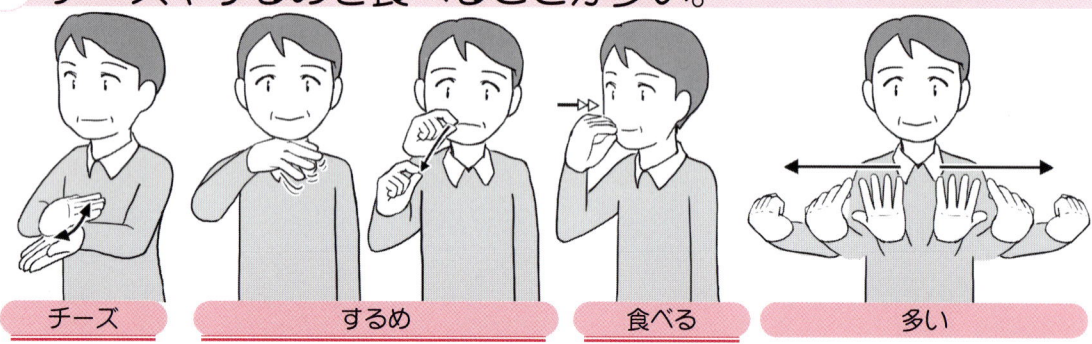

| チーズ | するめ | 食べる | 多い |

Q 何か量を減らせそうなものはありますか？
A 甘いものを控えます。

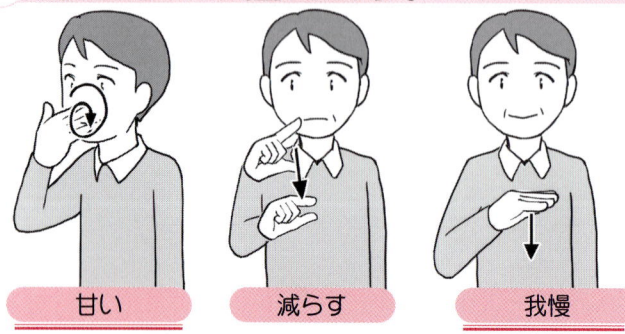

| 甘い | 減らす | 我慢 |

Q 他に何か量を減らせそうなものはありますか？
A わかりません。

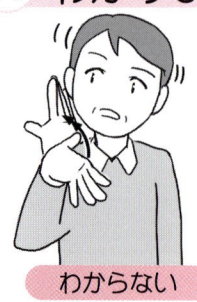

| わからない |

108

Q 身体活動はふだん何をしていますか？
A ほとんど家でのんびりしています。

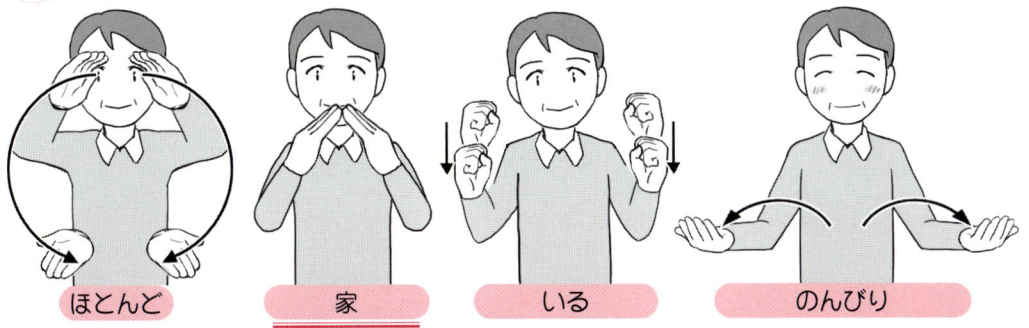

| ほとんど | 家 | いる | のんびり |

Q 何かやってみたい身体活動はありますか？
A 妻と一緒に犬の散歩を、毎日、朝晩３０分ずつするようにしてみます。

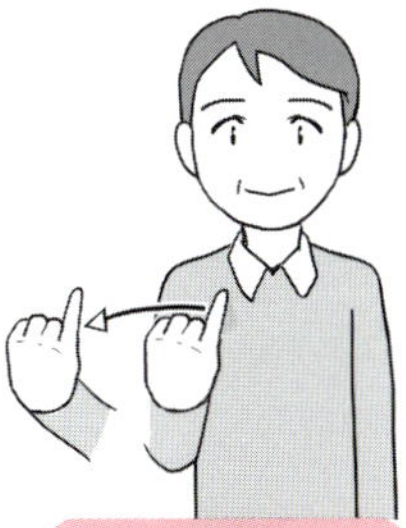

| 妻 | 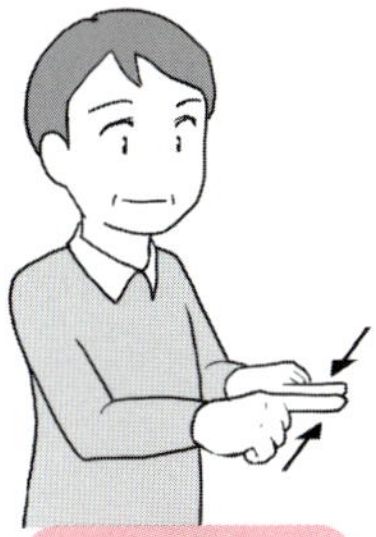 一緒 | 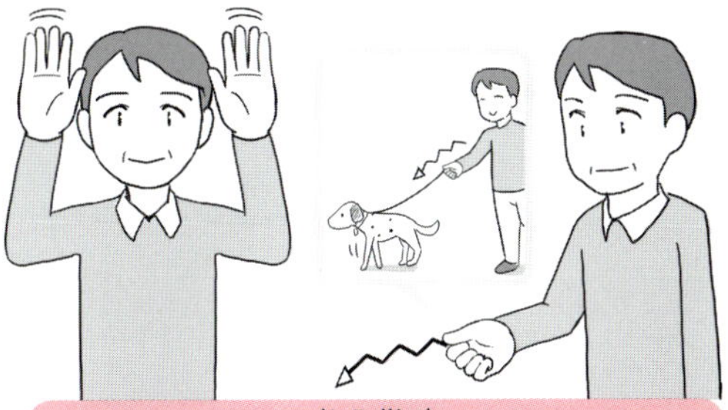 犬の散歩 |

| 毎日 | 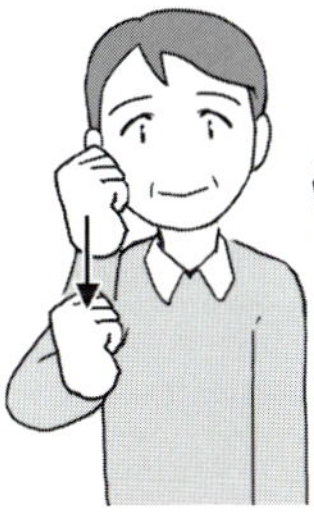 朝 | 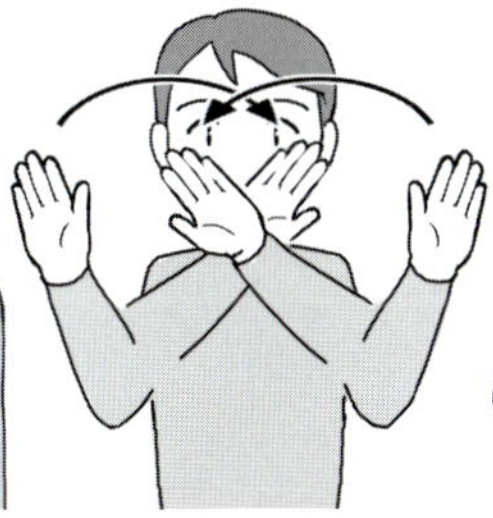 晩 | 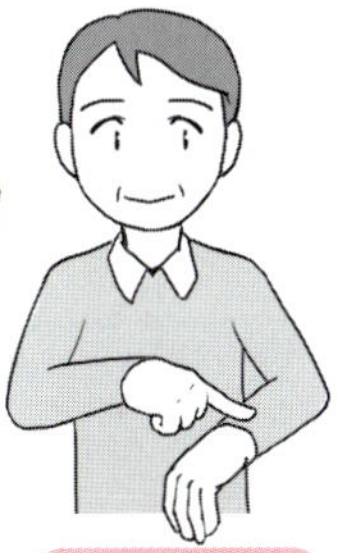 時間 | ３０分・３０分 |

| 努力 |

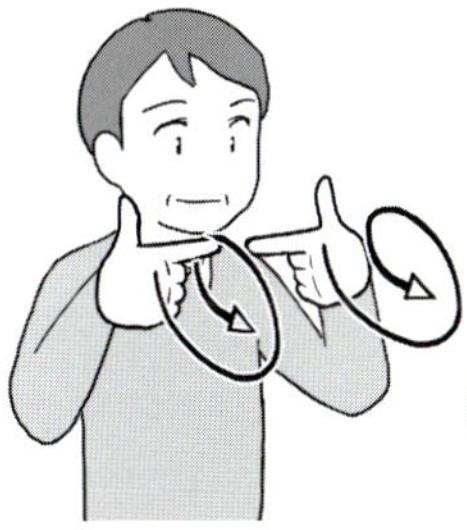

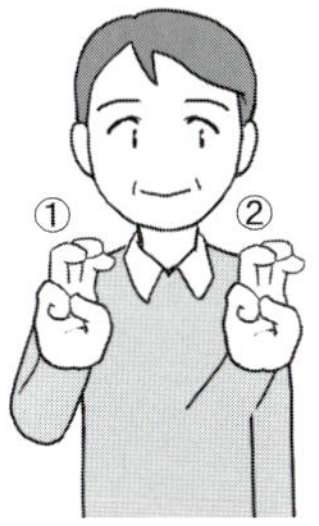

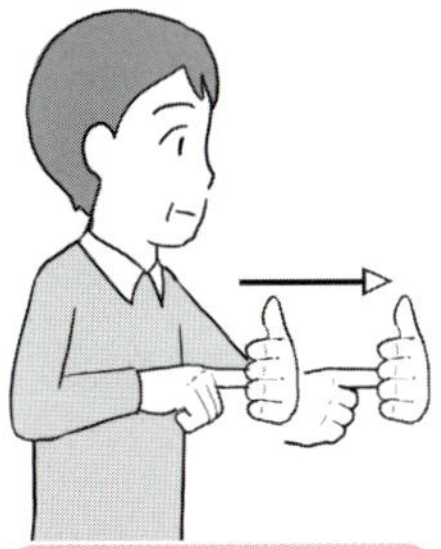

109

四谷さんの回答例

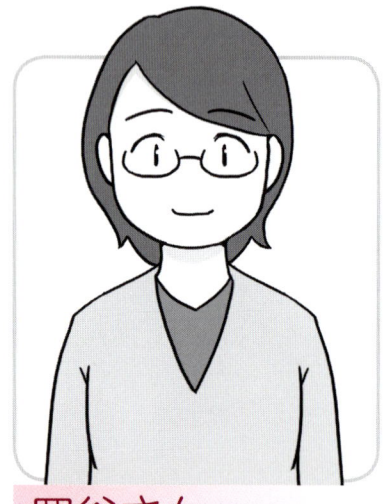

四谷さん
女性 会社員 40歳

身　長：165cm
体　重：65kg
腹　囲：92cm
ＢＭＩ：23.9kg/m²
喫　煙：有（20本／日）
リスク：2つ
（中性脂肪286mg/dL、喫煙）
問題点：喫煙

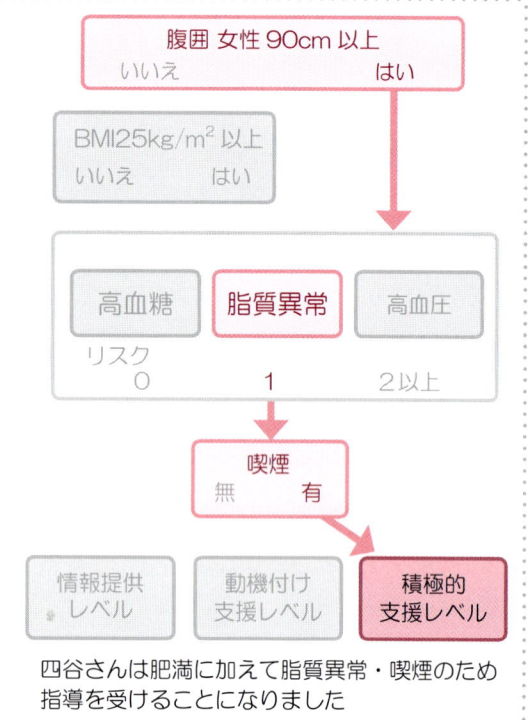

四谷さんは肥満に加えて脂質異常・喫煙のため指導を受けることになりました

Q こちらにいらした理由について、心当たりはありますか？
A 思(おも)いあたりません。

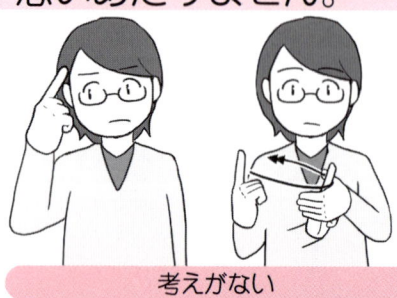

考えがない

Q メタボリックシンドロームがどのようなものかご存知ですか？
A 動脈硬化(どうみゃくこうか)が心配(しんぱい)と聞(き)いています。

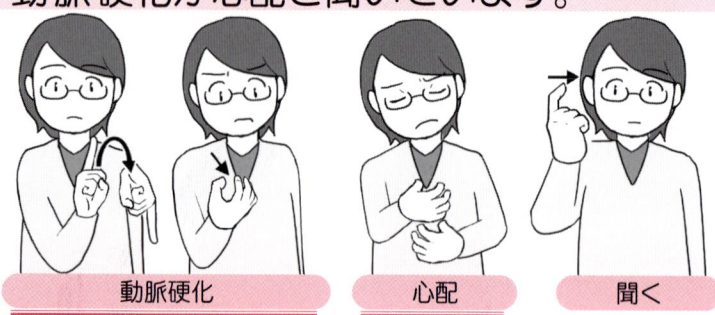

動脈硬化　　心配　　聞く

Q 腹囲が９２cmになった理由に心当たりはありますか？

A ストレスで、飲んだり、タバコを吸う回数が増えたからでしょうか。

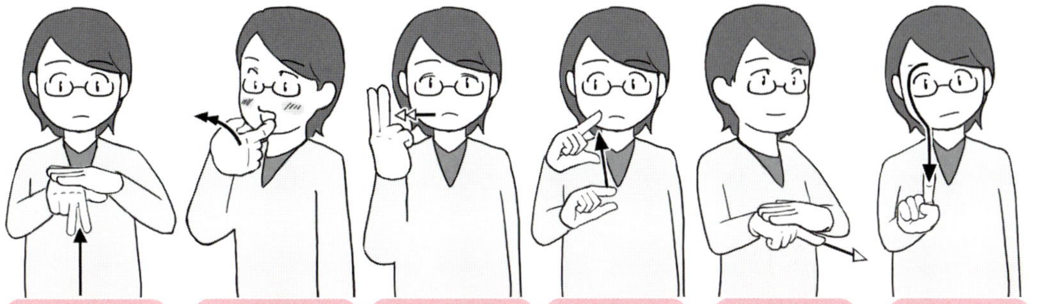

| ストレス | 酒を飲む | タバコを吸う | 増える | 理由 | でしょうか |

Q 朝ご飯は何を食べますか？

A 牛丼定食やハンバーガーセットを食べています。
またはサプリメントやバナナ、牛乳だけの時もあります。

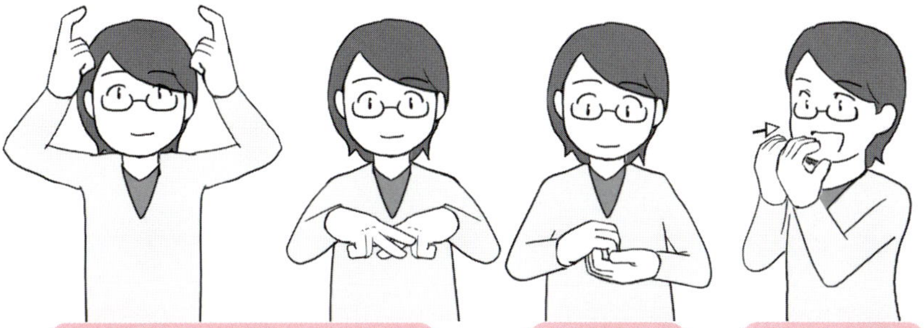

| 牛丼 | 定食 | ハンバーガー |

| セット | 食べる | ほか | サプリメント |

| バナナ | 牛乳 | だけ | 時 | ある |

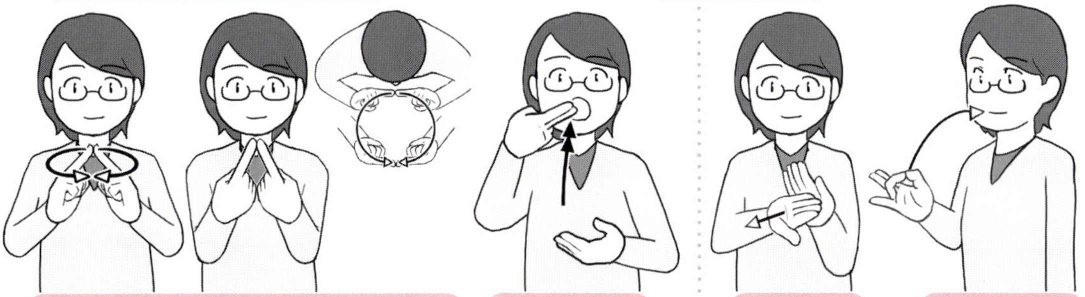

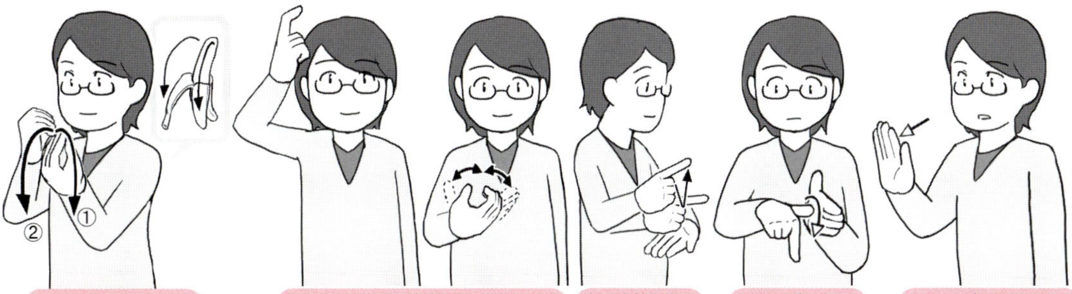

Q お昼はどんなものを食べますか？
A カップラーメンを食べています。

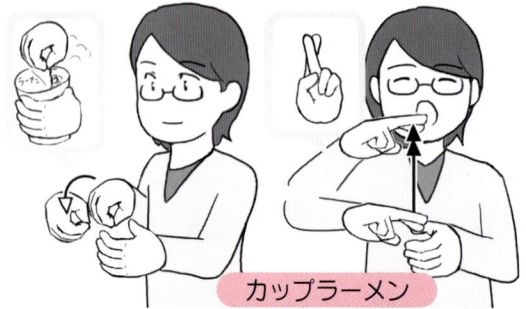

カップラーメン

Q 甘いものを食べることがありますか？
A 食べません。タバコを吸っています。

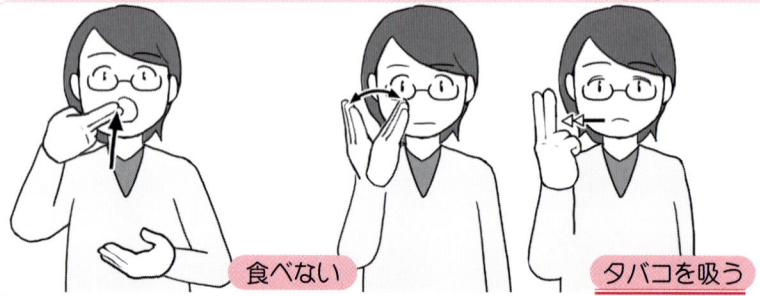

食べない　　　タバコを吸う

Q 夜ご飯は何を食べていますか？
A カレーやスパゲッティを食べています。

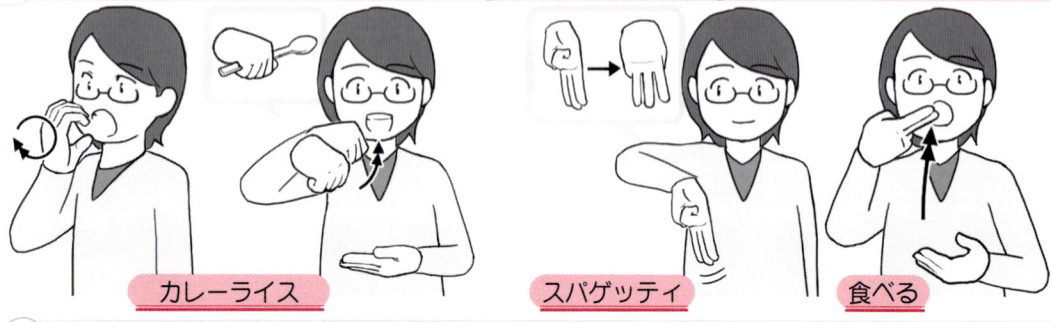

カレーライス　　スパゲッティ　　食べる

Q お腹がいっぱいになるまで食べていますか？
A そんなにたくさんは食べません。

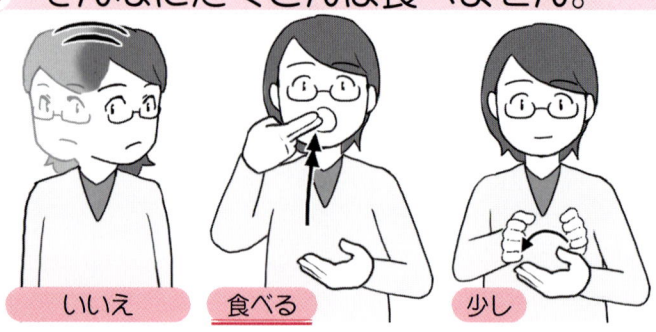

いいえ　　食べる　　少し

Q アルコールは、何をどれくらい飲みますか？
A 何でも5杯以上飲みます。

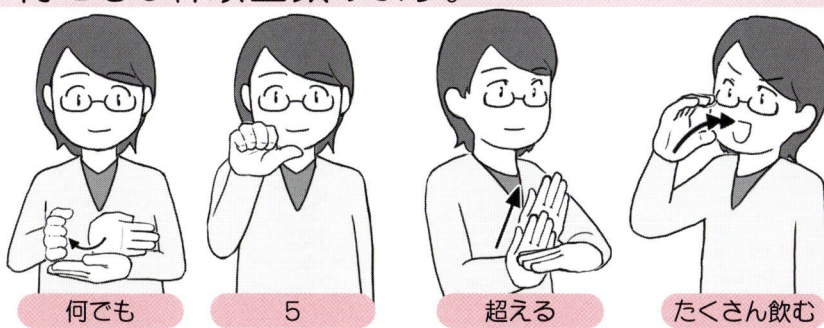

| 何でも | 5 | 超える | たくさん飲む |

Q おつまみは何を食べますか？
A 居酒屋で、ピザやお刺身など何でも食べます。

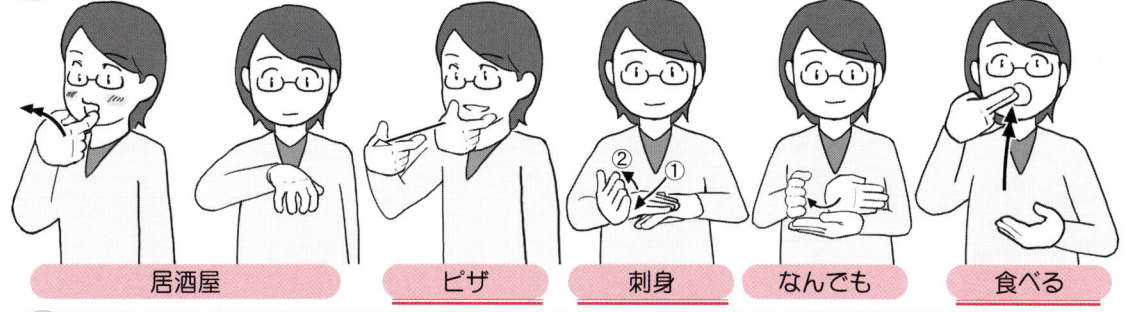

| 居酒屋 | ピザ | 刺身 | なんでも | 食べる |

Q タバコは減らせますか？
A 禁煙は難しいですが、減らします。

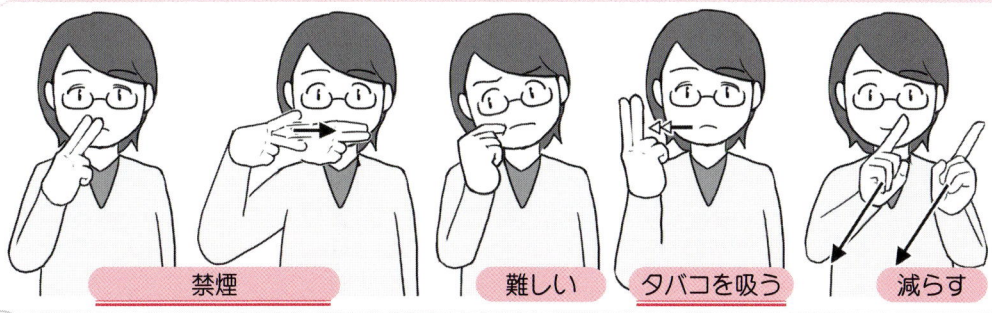

| 禁煙 | 難しい | タバコを吸う | 減らす |

Q 他に何か量を減らせそうなものはありますか？
A 外食の時に、油ものを減らします。

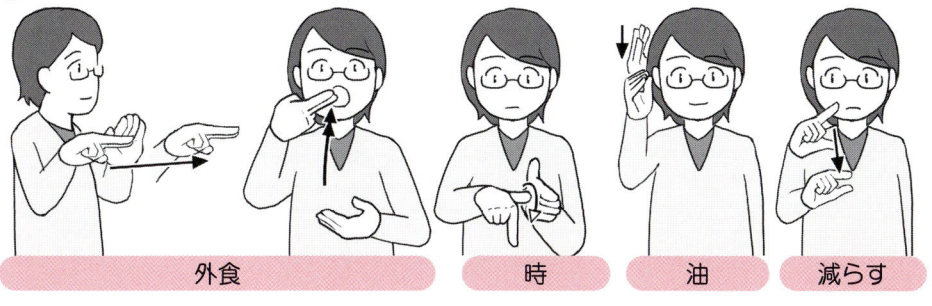

| 外食 | 時 | 油 | 減らす |

Q 身体活動はふだん何をしていますか？

A 週3日、エアロビクスを1時間しています。

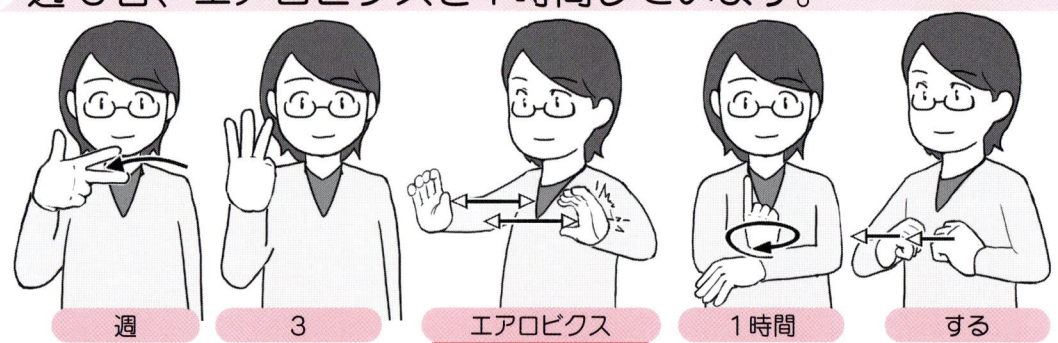

Q 何かやってみたい身体活動はありますか？

A 日曜日に1時間泳ごうと思います。

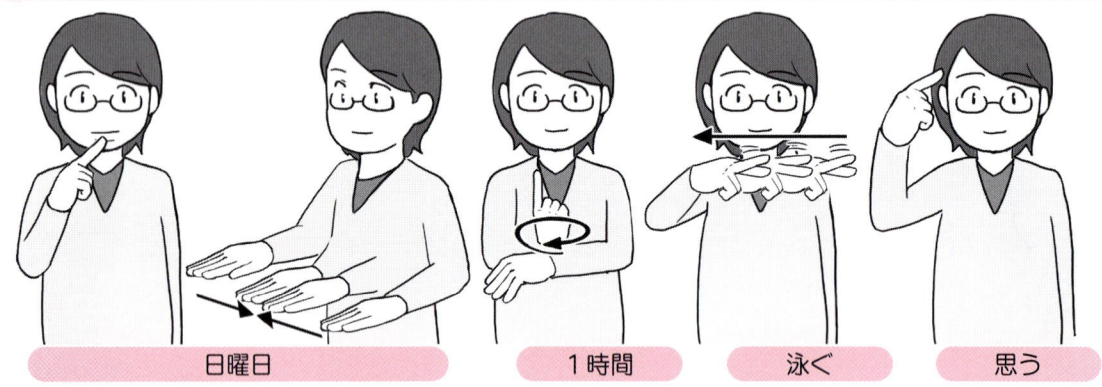

特定保健指導の最終評価例

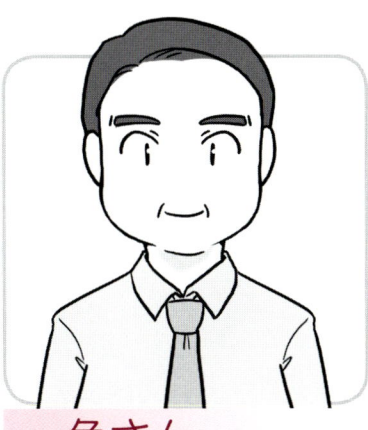

一色さん
男性 会社員 45歳

身　長：170cm
体　重：85kg
腹　囲：95cm
ＢＭＩ：29.4kg/m²
喫　煙：有（30本／日）
リスク：3つ（空腹時血糖値112mg/dL、中性脂肪210mg/dL、喫煙）

健診の結果
積極的支援レベル

肥満に加えて高血糖・脂質異常・喫煙のため指導を受けました。
面接指導により次の努力をすることになりました。
- お酒を飲む量を半分に減らす
- 風呂上がりのアイスクリームを減らす
- 通勤時の徒歩時間を1日あたり20分→40分に増やす

中間評価
体　重：83kg
ＢＭＩ：28.7kg²
腹　囲：93cm
喫　煙：有（30本／日）
★ 効果がでているので引き続き運動と食事の努力を続けましょう。

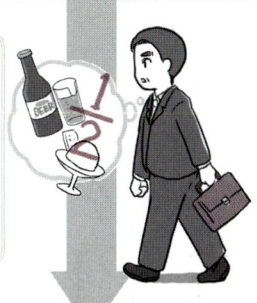

最終評価
体重 82kg　腹囲 92cm　タバコ 30本／日
★ 体重と腹囲が減ってきました。着実に成果が上がっていますのでしばらくはこの方法で続けましょう。
またタバコはやめる努力をしましょう。

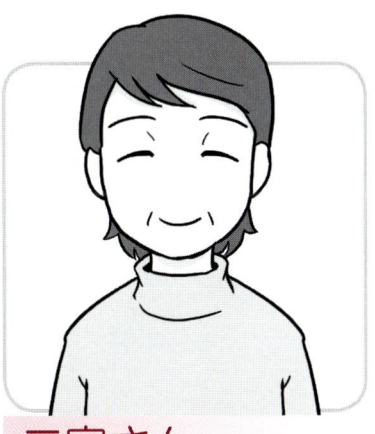

二宮さん
女性 主婦　50歳

身　長：155cm
体　重：63kg
腹　囲：89cm
ＢＭＩ：26.2kg/m²
喫　煙：無
リスク：1つ
（中性脂肪183mg/dL）

健診の結果
動機付け支援レベル

肥満に加えて脂質異常のため指導を受けることになりました。
面接指導により次の努力をすることになりました。
- デザートは1日おき
- 腹八分目
- 買物は車を止めて自転車で往復30分

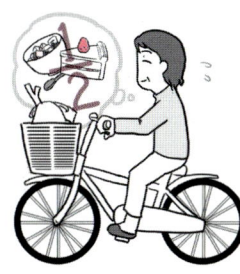

最終評価
体重 58.5kg　ＢＭＩ 24.3kg/m²　腹囲 84.5cm
★ 見事に改善できました。
これで油断しないで、改善した生活習慣を続けてください。

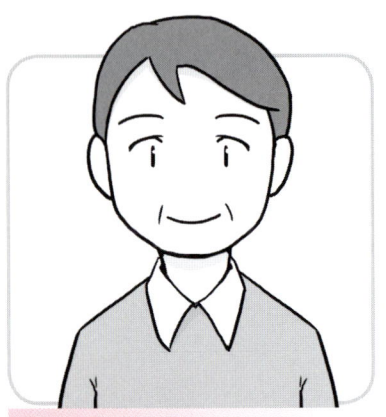

三上さん
男性 定年退職者 62歳

身　長：160cm
体　重：69kg
腹　囲：83cm
ＢＭＩ：27.0kg/m²
喫　煙：無
リスク：1つ
（血圧140/80mmHg）

健診の結果
動機付け支援レベル

肥満に加えて高血圧のため指導を受けることになりました。

面接指導により次の努力をすることになりました。
- 甘いものを食べる習慣を減らす
- 毎日犬の散歩を1時間する

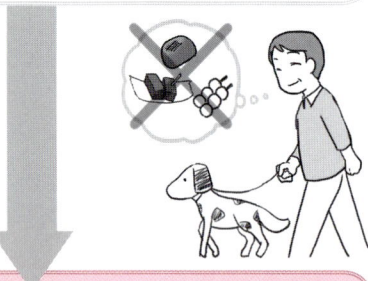

最終評価
体重 71kg　ＢＭＩ 27.7kg/m²
腹囲 86cm　血圧 160/100mmHg

★ 運動は毎日できたようですが食事はあまりうまくいかず、結果として体重が増えて、しかも血圧の数値も上がってしまいました。高血圧については病院にいって治療を受けてください。
（結果は55ページをご覧ください。）

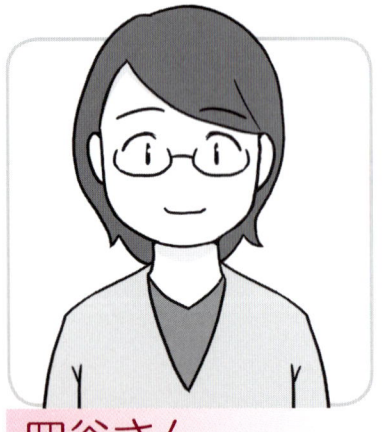

四谷さん
女性 会社員 40歳

身　長：165cm
体　重：65kg
腹　囲：92cm
ＢＭＩ：23.9kg/m²
喫　煙：有（20本/日）
リスク：2つ
（中性脂肪286mg/dL、喫煙）

健診の結果
積極的支援レベル

肥満に加えて脂質異常・喫煙のため指導を受けることになりました。
面接指導により次の努力をすることになりました。
- タバコを減らす
- 油物を減らす
- 週3日のエアロビを続ける
- 週1回1時間泳ぐ

中間評価
体　重：63kg
ＢＭＩ：23.1kg/m²
腹　囲：90cm
喫　煙：有（10本/日）
★ 効果がでているので、運動の継続と食事の節制、タバコを減らす努力を続けましょう。

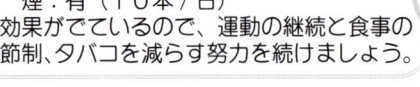

最終評価
体重 60kg　ＢＭＩ 22kg/m²
腹囲 87cm　タバコ 5本/日

★ 運動と食事については予定よりも順調に運びました。
体重も腹囲も基準をクリアしました。
これで油断しないで、改善した生活習慣を続けてください。
タバコを減らせたので、次は禁煙に向けていっそう努力してください。

最後に

　「特定健康診査・特定保健指導」の中身を詳しく紹介してきましたが、皆さん、ご理解いただけたでしょうか？

　「特定健康診査・特定保健指導」の「特定」とは、メタボリックシンドロームなどの内臓肥満に起因した生活習慣病のことを指しています。健診によってメタボリックシンドロームなど生活習慣の改善が必要な者を抽出し、保健指導を実施します。保健指導では、内臓肥満に起因した生活習慣病の知識を獲得するとともに、運動・食事・喫煙等の生活習慣改善による効果を得られるよう支援することがこの事業の短期的な目標です。
　この事業は単年度ごとに評価するのではなく、５年後や１０年後という中・長期にわたって効果判定を行います。健診結果に基づいて生活習慣を改善する行動計画を立て、自らの意志で実行し、６ヶ月後の実績評価や翌年の健診で達成度をチェックし、さらに次の段階に進むべく行動します。このサイクルを毎年繰り返すことによって、日常生活における健康の自己管理を国民１人１人に習慣化させることがこの事業の狙いです。
　そして、「特定健康診査・特定保健指導」を継続することで生活習慣病の有病率や死亡率を減少させ、国民全体の健康度の向上と医療費の削減を目指しています。

　皆さんも毎年の健診結果を自分の健康のバロメーターとして大切に保存し、自らの健康作りに役立ててください。

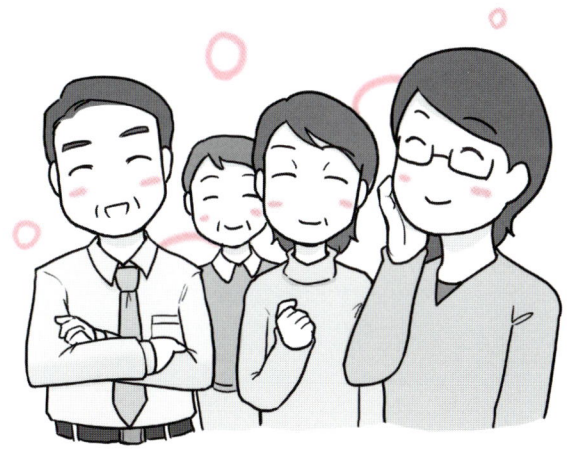

手話さくいん

医療の手話シリーズの全巻さくいんです。
③は3巻、①は1巻、②は2巻、別は別冊のページ数を示しています。また、3巻に収録されている単語は赤字で書かれています。

あ

	③	①	②	別
アイスクリーム（を食べる）	95・97			
仰向け		71		
アキレス腱				15
アクアビクス	22			
アクセサリー		86		
悪玉コレステロール	75			
顎				18
足				12
足首				11
足のしびれ				91
足のむくみ		27		91
足の指				11
頭		21		
アトピー性皮膚炎		47		74
甘い	35・89 108			
甘納豆	107			
ありがとう		111		
アルコール（薬品）			26	
アルコール（アルコール飲料）	34・36 71・90 96			
アルツハイマー病	44		60	
α遮断薬	59			
アレルギー		52・54		
アレルギー性鼻炎		42		64
アンジオテンシンⅡ受容体拮抗薬	59			

い

	③	①	②	別
胃		78		27
家	97・103 106・109			
胃炎				70
胃潰瘍		44		71
胃がん	49	39		82
息切れ		26		86
医師		110		
胃・十二指腸潰瘍	49			
異常	46			
異常所見			103	
異常なし			76	
痛い			26・27 73	
痛み止め		94		

い（続き）

	③	①	②	別
一緒	101・106 109			
胃内視鏡		81		
意味	99			
イメージ	105			
胃もたれ				88
いらいら				84
陰茎				43
インスリン	70			
インスリン製剤	60			
咽頭がん	48			

う

	③	①	②	別
ウイスキー	34・108	63		
うがい薬		99		
受付		18		
齲歯				70
右心室				31
右心房				31
うつ伏せ		72	69	
腕				12
運動	9・55・57 58・72			
運動負荷			119	

え

	③	①	②	別
エアロビクス	22・114			
ACE阻害薬	59			
A型肝炎		45		72
駅		97		
液剤		98		
エクササイズ①・②		22		
エコー検査		81・88		
S状結腸				29
X線撮影			50	
エネルギー	31			
MRI		81		
遠視				63
延髄				37

お

	③	①	②	別
おいしい	100			
横隔膜			119	
横行結腸				29
往復	97			
オージオメータ				118
お大事に		92・111		

	③	①	②	別
お茶漬け	106			
おつまみ→つまみ				
お腹→腹				
オプション検査			107	
親知らず				25
おやつ(を食べる)	94・101			
終わる	95・97		49	

か

	③	①	②	別
害	43・52			
会計		90		
外耳				21
外耳炎				61
外耳道				21
会社	94			
改善	72・73			
海藻	27			
階層化	81			
該当	81			
買物	103			
外用薬		97		
解離性大動脈瘤			86	
かかと				15
蝸牛				22
確認			25	
角膜				23
下行結腸				29
菓子	34・35			
家事	22			
かすみ目		25		85
風邪				68
家族	102			
肩				9
下腿				11
肩こり		25		90
加入	66			
カプセル		97		
かぶれる			26	
花粉症		43		64
カボチャ	28			
かまわない			25	
我慢(する)	35・108		68	
髪				9
かゆみ		24		89
身体			49	7
身体がだるい		24		84
顆粒		98		
カルシウム	32			
カルシウム拮抗薬	59			
カルテ		19		
カレーライス	94・112			

	③	①	②	別
がん	63			81
眼圧		40		
眼圧測定		40		
肝炎		45		72
眼科		14		
肝機能異常			98	
肝機能検査	76			
眼球			119	
肝血管腫			105	
眼瞼				17
肝硬変	48	45		71
看護師		91		
換算	22			
間食	71			
関節症				76
関節リウマチ				76
感染症		91		
肝臓				35
肝臓がん	48			
含嗽剤		99		
眼底		43		
眼底撮影		82	42	
眼底出血		42	86	
冠動脈			119	
眼軟膏		100		
間脳				37
肝嚢胞			105	
感冒				68
漢方薬		96		

き

	③	①	②	別
気管				32
気管支		40		32
気管支炎				68
気管支喘息	44	40		69
危険	46			
喫煙→タバコを吸う				
きのこ	27			
気分が悪い		57		
急性肝炎				72
急性気管支炎				68
急性膵炎			94	
牛丼	95・111			
吸入		90		
牛乳	32・111			
吸入薬		97		
橋				37
胸骨				49
狭心症	48・71	44	86・94	66
			97	
胸痛				86

手話さくいん **119**

	③	①	②	別
胸部X線撮影			50	
許容範囲			76	
切り傷				78
禁煙	9・46 113	60		
近視				63

く

	③	①	②	別
空腹時			117	
駆血帯			117	
薬	9	40・52 54・56 80・90 91・95 109		
果物	33・35 100			
口				18
唇				18
首				9
くも膜				39
くも膜下腔				39
くも膜下出血				66
クリーム（薬用）		99		
くるぶし				11

け

	③	①	②	別
ケーキ	35・38			
脛骨			50	
形成外科		12		
怪我		29		
外科		12		
血圧	56・70 74	70		
血圧測定		28		
血液		85		
血液検査		85		
結果	92	23・92		
結果説明		75		
血管		105		
月経痛		28	92	
月経不順		28	92	
結腸			29	
血糖	70・75		117	
血糖検査	75			
血糖降下薬	60	95		
げっぷ		68		
結膜炎			63	
解熱剤		55		
下痢		28	88	
下痢止め		94		
原因	44			
肩甲骨			50	

	③	①	②	別
健康診断	92		116	
健康手帳		18		
健康保険証		18		
検査	57	23・78 92	9・46	
検査項目	68			
検尿			20	
検便			20	

こ

	③	①	②	別
降圧薬		95		
口蓋垂				25
抗潰瘍剤		96		
睾丸				43
口腔がん	48			
口腔用軟膏		100		
高血圧	63	23・40	84	
高血圧症			80・90	65
膠原病		47		
高コレステロール血症		41		
高脂血症		41	92	56
甲状腺				46
甲状腺機能亢進症		43		57
甲状腺機能低下症		43		58
口唇				18
抗生物質		54		
高中性脂肪血症		41		
喉頭がん	49			
後頭部				14
後頭葉				38
高尿酸血症		41	95	57
更年期障害		47		80
硬膜				39
肛門				27
高齢者医療確保法	66			
呼吸	20			
呼吸困難				87
腰	21			15
骨折		29		77
骨粗鬆症		47		77
骨ドック			108	
骨密度測定			82	
子ども	100・101			
粉薬		98		
ご飯	26・106			
鼓膜				21
コレステロール	70			
コンタクトレンズ			38・118	
コンニャク	27			
コンビニ （コンビニエンスストアー）	95			

120 手話さくいん

	③	①	②	別
さ				
採血			24	
再検査			116	
再診		18		
採尿			22	
細粒		98		
魚	30・106 107			
鎖骨				49
坐骨				50
刺身	113			
左心室				32
左心房				32
さつまいも	27			
里芋	27			
サプリメント	111			
座薬		98		
サラダ	100・101			
産科			13	
散剤		98		
散瞳			119	
三半規管				22
産婦人科			13	

	③	①	②	別
し				
C型肝炎		45		72
CT		81		
ジェネリック	60			
歯科		15		
耳介			21	
耳管			22	
子宮				45
子宮がんドック			110	
子宮頸がん	48			
脂質	31・36 37			
脂質検査	75			
歯周病	44		91	70
耳小骨				22
視診			17	
視神経				23
自然	20			
舌				25
膝蓋骨				49
失明			90	
自転車	103			
自動車	103			
耳鼻咽喉科		14		
しびれ			91	
脂肪肝			80・94 104	

	③	①	②	別
じゃがいも	27			
射精管				43
ジュース	34			
就前		101		
十二指腸				27
十二指腸潰瘍		45		71
主菜	26・29 30・31			
手術		39		
主食	26			
受診番号			21	
受動喫煙	52			
寿命	45			
主流煙	52			
種類	42			
消炎鎮痛剤		94		
消化剤		94		
上行結腸				29
錠剤		97		
照射			119	
症状		30・31 32・34 36・56 91		83
焼酎	34・96		63	
小腸				27
小児科			13	
小脳				38
上半身		71	49・56	
上部消化管造影			60	
情報提供	81			
静脈				33
睫毛				17
上腕				10
食後		101		
食事→食べる（箸で）				
触診			17	
食前		101		
食道				27
食道がん	49			
食物繊維	27			
食欲不振		27		88
所見			103	
初診		18		
食間		101		
徐放錠		97		
処方箋		108		
尻				15
シリアル	100			
視力			39	
視力測定			37	
視力低下				85

手話さくいん **121**

	③	①	②	別
シロップ		98		
腎炎				79
腎機能低下			97	
心筋梗塞	48・71	39・65	86・91 94・97	67
神経			16	
神経科		13		
神経症				60
神経障害			90	
腎結石		46		
人工透析	71		90	
診察			13	
診察券		18		
心臓病	70		80	
腎臓				41
身体活動	91			
身体計測			31	
身体障害者手帳		19		
身長			32	
心電図検査		87	48	
心電図所見			102	
腎嚢胞			105	
心配	110			
心肥大			119	
腎不全	71		86	
蕁麻疹		47		74

す

	③	①	②	別
スイートポテト	101			
膵炎		46		73
水晶体			23	
膵臓			35	
膵臓がん	49			
睡眠	71			
睡眠薬		95		
ずがいこつ				51
頭痛		25		84
ストレス	111			
スナック菓子	96			
スパゲッティ	94・112			
スプレー (薬)		99		
ズボン			56	
するめ	108			

せ

	③	①	②	別
生活指導		113		
生活習慣	72			
精管				43
性器			10	
整形外科		11・12		
成人	43			

	③	①	②	別
精神科		13		
精巣				43
声帯				25
整腸剤		94		
精嚢				43
精密検査			116	
生理痛		28		92
生理不順		28		92
咳 (がでる)		23		87
脊髄				46
咳止め		94		
世帯主	66			
舌下錠		100		
積極的支援	81			
接触皮膚炎				74
切創				78
セット	111			
背中			16	14
潜血			117	
善玉コレステロール	75			
前頭葉				38
全部	100		67	
喘鳴		26		87
前立腺				43
前立腺ドック			109	
前立腺肥大		47		80
前腕				10

そ

	③	①	②	別
躁鬱病				59
造影剤			120	
総合判定			76	
総胆管				35
側頭葉				38
そのまま			33・72	

た

	③	①	②	別
大臼歯				25
大胸筋				47
胎児			120	
体脂肪			32・117	
体脂肪測定		82		
体重	55・88		32	
大静脈				31
大豆	30			
大豆製品	30			
大腿				11
大腿骨				49
大腸				27
大腸がん			82	
大腸がんドック			111	

語	③	①	②	別
大腸内視鏡		81		
大臀筋				47
大動脈				32
大脳				37
打診			17	
脱臼				78
脱毛				89
脱毛症				75
タバコ（を吸う）	43・44 45・46 111・112 113	60・61		
タバコ煙	42・44			
食べる（箸で）	9・26 28・29 31・58 72・90 93・95 100・102 106・107 111・112 113			
食べる（手で）	89・107 108			
食べる（スプーンで）	101			
卵	30			
痰（がでる）		23		87
炭水化物	26			
胆石		45	104	
胆石症			80	73
胆嚢				35
胆嚢炎		46		73
胆嚢ポリープ		46	104	
蛋白・蛋白質	30・76			

ち

語	③	①	②	別
血		27		
痔		29		
チーズ	32・108			
恥骨				49
痔出血				88
膣				45
痔の薬		95		
注意	31・35 36・38 58・103 107			
中華料理	94			
中間尿		84		
中耳			21	
中耳炎			61	
注射		90		
虫垂			28	
中性脂肪	70・75		117	
注腸		81		

語	③	①	②	別
中脳				37
超音波検査		81・88		
聴診			17	
聴神経				22
調節	38			
聴力測定			34	
直腸				29
治療継続			77	

つ

語	③	①	②	別
通勤	97			
痛風		41	80・97	57
佃煮	106			
漬物	106			
つまみ	90			

て

語	③	①	②	別
手				10
手足の関節痛				90
手足のしびれや痛み			90	
手足の冷え				91
定期	57			
定年	106			
手首				10
デザート	102・103			
デシベル			118	
手のしびれ		27		90
手の指				10
点眼薬		100		
点耳薬		100		
点滴		90		
点鼻薬		99		
貼付剤		99		
天ぷら	31・36			

と

語	③	①	②	別
トイレ			21・22	
頭蓋骨				51
動悸		26		86
動機付け支援	81			
統合失調症		48		59
透析→人工透析				
頭頂葉				38
糖尿病	63	65	80・88	56
糖尿病性腎症				90
豆腐	30			
糖分	35・36			
動脈				33
動脈硬化	86・110			
動脈硬化症			80・91	67 94

手話さくいん123

	③	①	②	別
動脈硬化ドック			109	
特定健康診査（特定健診）	56・63 64		116	
特定保健指導	63・65		116	
友達	101			
鶏	101			
努力	29・34 73・97 103・109			
ドレッシング	37			

な

	③	①	②	別
内科		12		
内耳			21	
内臓			120	
内服薬		97		
納豆	30・106			
名前			25	
生クリーム	37			
軟膏		99		
難聴			85	
軟膜			39	

に

	③	①	②	別
肉	30			
ニコチン	43			
日本酒	34	62・63		
入院		39		
乳がんドック			110	
乳製品	32			
乳房			9	
尿管			41	
尿管結石		46		
尿検査		84		
尿糖	76			
尿道			41	
尿漏れ		28	92	
尿路			41	
尿路結石		46	97	79
人間ドック			116	
妊娠	46		120	
人参	28			
認知症	44			59

ね

	③	①	②	別
熱		70		
ネックレス			51	
捻挫		29		77

の

	③	①	②	別
ノイローゼ		48		60

	③	①	②	別
脳				37
脳外科		14		
脳梗塞	70		86・91 97	65
脳出血	70		86	66
脳腫瘍		42		81
脳卒中	70	41	80	65
脳ドック			108	
脳内出血				66
嚢胞			105	
喉		26		
のどちんこ				25
飲む	32・36 90・95		67	

は

	③	①	②	別
歯				25
肺				31
肺炎		44		
肺活量			46	
肺がん	49	64		82
肺がんドック			111	
肺気腫	48	44		69
肺機能			119	
肺機能検査		82	45	
肺結核		44		
肺静脈				31
肺動脈				31
排尿困難		28		92
排尿時痛				92
白内障		42	91	62
白斑				89
橋本病		43		58
バス	97			
バセドウ病		43		58
裸		71	49・56	
白血病		48		81
発熱		24		84
鼻				17
鼻づまり		26		85
バナナ	111			
鼻水		26		85
腹		22・73	16	12
腹八分目	103・107			
バリウム			67・120	
貼り薬		99		
パン	26・100			
パンツ（下着）				56
ハンバーガー	95・111			
ハンバーグ	101			

	③	①	②	別
ひ				
PETドック			112	
B型肝炎		45		72
ピーナツバター	100			
ピーマン	28			
ビール	34・95 96	63		
鼻炎		42		
非該当	81			
腓骨				50
尾骨				50
鼻骨				51
膝	20			11
ピザ	113			
膝の関節痛		27		
ひじ	20			15
脾腫			106	
鼻汁				85
脾臓				35
額				17
ビタミン	27			
ビタミン剤		96		
左			58・68 70・71	
必要	31・35 36・38 57・58		43・47	
必要ない	57			
泌尿器科		14		
被曝			120	
皮膚	45	57		9
皮膚科		14		
被扶養者	66			
鼻閉				85
被保険者	66			
肥満	74・93 99・105		78・117	
肥満症				56
眉毛				17
病院		16		
病気	93	38・50 51・64		55
病状				83
貧血	71	24	100	
頻尿		28		92
ふ				
腹囲	74・88		82	
副菜	26・27 29			
副鼻腔				18

	③	①	②	別
腹部超音波検査			54	
腹部超音波所見			104	
ふくらはぎ				15
副流煙	52			
婦人科		13		
不整脈				67
腹腔鏡下手術			106	
物質	42・52			
太っている→肥満				
不眠		24		84
扶養者	66			
ブラジャー			51	
ブランデー	34	63		
プリン	101			
フルーツ→果物				
風呂	95・97			
ブロッコリー	28			
へ				
平均	45			
閉塞性動脈硬化症			87	
ペインクリニック		15		
ペースメーカー			32・118	
β遮断薬	59			
へそ				9
ベッド		71	49・56	
PETドック			112	
ヘモグロビン	75			
弁当	94・95			
扁桃腺				25
便秘		29		88
ほ				
膀胱				41
膀胱炎				79
膀胱がん	49			
放射線科		14		
ほうれんそう	28			
保険者	66			
歩数計	22			
発疹（がでる）		24・57		89
ポテトチップス	96			
頬				18
ホルモン剤			95	
ま				
麻酔科		15		
まつげ				17
まばたき			118	
まぶた				17
豆	27			

手話さくいん **125**

	③	①	②	別
まゆげ				17
マヨネーズ	37			
饅頭	107			
慢性肝炎				72
慢性関節リウマチ		48		76
慢性気管支炎		44		68
慢性副鼻腔炎				64

み
	③	①	②	別
ミカン	33			
右			58・68 70・71	
水薬		98		
水虫		95		75
未成年	43			
味噌汁	106			
ミネラル	27			
耳				17
みみたぶ				21
耳鳴り				85
脈の乱れ				86
脈拍			117	

む
	③	①	②	別
無害	52			
むくみ		27		91
虫歯				70
胸		22	16・49	12
胸焼け		27		88

め
	③	①	②	別
目				17
眼鏡			38・118	
目薬		100		
メタボリックシンドローム	62・88 92		81	
メッツ	22			
メニエール病				55 61
目まい		25		84
麺	26			

も
	③	①	②	別
盲腸				28
網膜				23
網膜症			90	
網膜剥離		42		62
物が見にくい		25		
物忘れ				84
問診			13	
問診表		108		

や
	③	①	②	別
薬剤師		110		
火傷		29		78
野菜	27・28			
痩せ			118	
薬局		108		

ゆ
	③	①	②	別
有害	42・52			

よ
	③	①	②	別
要観察				76
ヨーグルト	32			
用時希釈		105		
様子	58			
要精検				77
要注意				76
要治療				77
腰痛		27		
腰痛症				76
予備群	81			

ら
	③	①	②	別
ラーメン	94・95			
裸眼			118	
卵管				45
卵巣				45

り
	③	①	②	別
リウマチ				76
利尿薬	59			
理由	88・106 111			
料理	26・27 30・31 100・102			
緑内障		42	91	62
リンゴ	33			
リンパ管				52
リンパ節				52

る
	③	①	②	別
涙腺				18

れ
	③	①	②	別
レストラン	101			
レントゲン			86	

ろ
	③	①	②	別
老化	45			
老眼			63	
肋骨				49

わ
	③	①	②	別
ワイン	34	63		

手話さくいん

医療の手話シリーズ③
手話で必見！医療のすべて〈特定健康診査・特定保健指導編〉

◆監修・・・・高橋英孝（東海大学医学部基盤診療学系健康管理学教授）
　　　　　　昭和大学医学部卒業、医師、医学博士。専門は予防医学。
　　　　　　聴覚障害者向けの受診支援システムとして、
　　　　　　胃部X線検査用情報提供システム（日立製作所中央研究所）
　　　　　　診療ナビゲーションシステム（診療ナビゲータ合同会社）
　　　　　　ワイヤレスコミュニケーションシステム（ジーコム株式会社）などを
　　　　　　開発している（カッコ内は共同開発組織）。
　　　　　　聴覚障害関連の著書として、「聴覚障害者のための受診便利帳」（法研）
　　　　　　がある。

◆編集・・・「医療の手話」編集委員会
　委員長・・・・・・・長谷川芳弘（財団法人全日本ろうあ連盟　理事）
　委員・・・・・・・・新中理恵子（一般社団法人日本手話通訳士協会理事　手話通訳士）
　委員・・・・・・・・高橋英孝（東海大学医学部基盤診療学系健康管理学　教授）
　委員・・・・・・・・早瀬久美（昭和大学病院　薬剤師）
　委員・・・・・・・・平井壽子（社団法人東京都聴覚障害者連盟）
　　　　　　　　　　　　　　　　　　　　　　　　※2009年11月20日現在のものです

◆手話確定・監修・・・社会福祉法人全国手話研修センター　日本手話研究所

◆協力・・・・・・・・保健師　木村峰子
　　　　　　　　　　管理栄養士　富田寿都子
　　　　　　　　　　健康運動指導士　飯田吾子

デザイン・・・・office sawa
イラスト・・・・サワダサワコ
表紙デザイン・・小林　順

発行・・・・・財団法人全日本ろうあ連盟　出版局
取扱所・・・・財団法人全日本ろうあ連盟　本部事務所
　　　　　　　〒162-0801
　　　　　　　東京都新宿区山吹町130 SKビル8F
　　　　　　　TEL（03）3268-8847
　　　　　　　FAX（03）3267-3445
　　　　　　　URL http://www.jfd.or.jp/

印刷・製本・・日本印刷株式会社

発行日・・・2009年11月20日　初版　第1刷

　　　　　　無断転載、複写を禁じます。
　　　　　　乱丁・落丁はお取替えいたします。（送料連盟負担）
ISBN978-4-904639-00-9　C0547　¥2000E

全日本ろうあ連盟
携帯サイト

ろう者・手話の情報ツウになろう！

日本聴力障害新聞

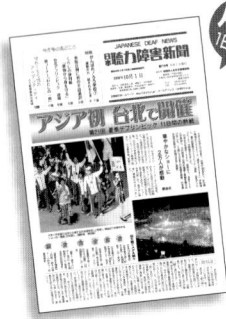

月刊 1日発行

他の新聞や雑誌に載っていないろう者・手話の情報が満載。福祉制度の問題点やそれに対する取り組みも分かり、活動をする人なら必読！の新聞です。

タブロイド判12頁（1・12面カラー）
年間購読料3,800円（本体3,448円 送料込）

新しい手話の勉強にも役立ちます

ご希望の方には初回に限り見本紙（無料）をお送りします。
購読料がお得な3年間まとめ払い（11,000円）や、さらにお得な郵便貯金口座からの自動引き落し（年間3,600円）もご利用いただけます。詳細は下記へご連絡下さい。

MIMI 季刊みみ

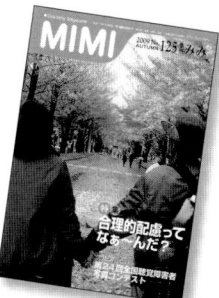

毎号特集テーマが違うので、毎回楽しみです

読みごたえのある内容豊かな特集と楽しいグラビアページで、ろう者のいきいきした表情を伝えます。

年4回発行

B5判88頁（表紙／口絵カラー）
年間購読料3,336円（本体2,856円 送料込） 1冊750円（本体714円 送料別）

お問合せは （財）全日本ろうあ連盟　京都事務所
TEL.075-441-6079　FAX.075-441-6147

ホームページからもお申し込みができます　http://jdn.jfd.or.jp/
携帯用ホームページは　http://jdn.jfd.or.jp/mobile/

（財）全日本ろうあ連盟の定期刊行物

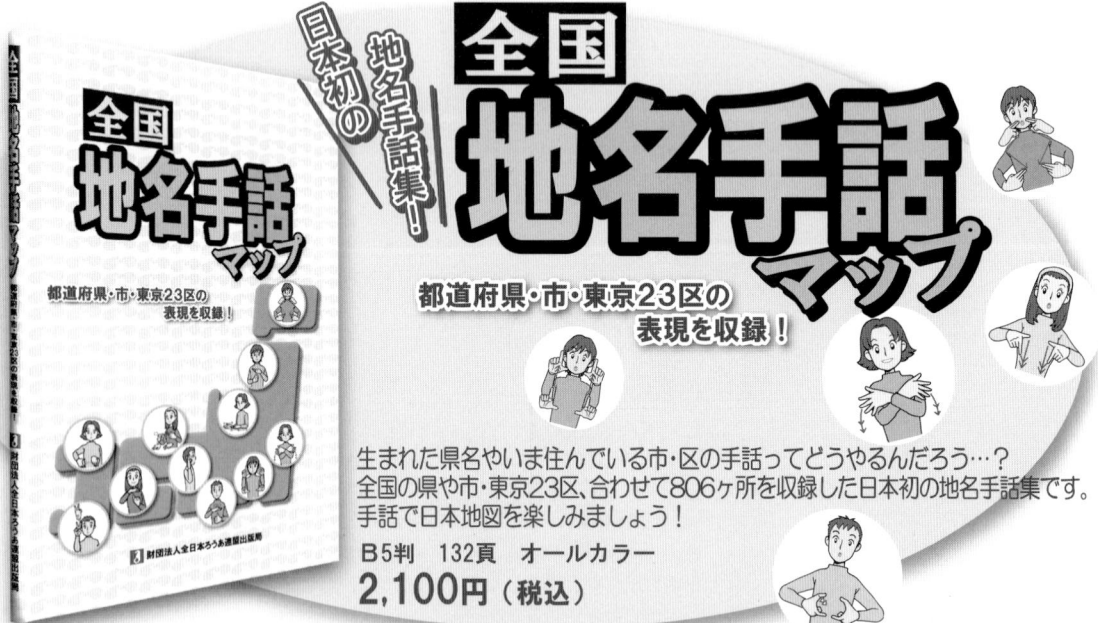

日本初の地名手話集！

全国地名手話マップ

都道府県・市・東京23区の表現を収録！

生まれた県名やいま住んでいる市・区の手話ってどうやるんだろう…？
全国の県や市・東京23区、合わせて806ヶ所を収録した日本初の地名手話集です。手話で日本地図を楽しみましょう！

B5判　132頁　オールカラー
2,100円（税込）

（財）全日本ろうあ連盟の出版物

お問合せは （財）全日本ろうあ連盟　本部事務所
TEL 03-3268-8847　FAX 03-3267-3445

お近くのろうあ団体、または書店で購入できます

携帯サイトからもお申し込みができます
http://jfd.shop-pro.jp/